防治肥胖症的塑身食疗方

主编 郭 力 郭俊杰

编 者（按姓氏笔画排序）：

于 涛 王红微 刘艳君 孙石春

孙丽娜 李 东 李 瑞 张 彤

张 楠

U0224267

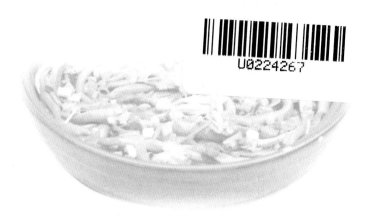

中国协和医科大学出版社

图书在版编目（CIP）数据

防治肥胖症的塑身食疗方／郭力，郭俊杰主编. —北京：中国协和医科大学
出版社，2017.9

ISBN 978-7-5679-0625-9

Ⅰ.①防… Ⅱ.①郭… ②郭… Ⅲ.①肥胖病-食物疗法-食谱 Ⅳ.①R247.1
②TS972.161

中国版本图书馆 CIP 数据核字（2017）第 091535 号

常见慢性病防治食疗方系列丛书

防治肥胖症的塑身食疗方

主　　编：郭　力　郭俊杰
策划编辑：吴桂梅
责任编辑：林　娜

出版发行：**中国协和医科大学出版社**
　　　　　（北京东单三条九号　邮编100730　电话65260431）
网　　址：**www.pumcp.com**
经　　销：新华书店总店北京发行所
印　　刷：中煤（北京）印务有限公司

开　　本：710×1000　　1/16 开
印　　张：10.5
字　　数：170 千字
版　　次：2017 年 9 月第 1 版
印　　次：2017 年 9 月第 1 次印刷
定　　价：34.00 元

ISBN 978-7-5679-0625-9

前　言

随着社会的进步、经济的发展，因不科学、不合理的饮食习惯而导致的肥胖人群越来越多。肥胖症的成因复杂，不仅影响形体美，而且还可诱发多种疾病，如糖尿病、高血压、高脂血症、脑梗死、冠心病等。调查表明，肥胖者上述疾病的发病率明显高于体重正常的人。许多肥胖者一直苦于找不到既能减肥，又能养生的良药、良方。有些肥胖者急于求成，盲目节食，甚至禁食，或者滥用各种减肥产品而走入减肥误区。这些不科学的减肥方式损害身体健康的同时，还可能使自身免疫力逐渐减退。

中医讲究食补，利用健康的饮食搭配来达到瘦身健美的目的。通过食疗瘦身健美更是最简单易行的好方法，很多蔬菜、水果和传统的各种食材都是十分安全又有效的瘦身食物。那么，吃什么，怎么吃才能防治肥胖症呢？

中医讲"药食同源"，就是人们常说的"药补不如食补，药疗不如食疗"。然而，食疗方法大多为医生所掌握，寻常百姓对各种疾病的食疗知识了解甚少。因此，尽快普及营养科学知识，及时指导人们建立健康、文明、科学的生活方式是当务之急，本书就是为此而编写的。

本书详细介绍了肥胖症的基础知识和塑身健美饮食方，科学系统地介绍了肥胖症患者适宜食用的健康主食、瘦身粥、瘦身汤、低热量小炒、凉拌菜以及瘦身药茶等食谱。对每一道食谱的原料、制作、用法、功效都进行了详细的阐述，并配有精美的图片，既便捷见效，又安全实用。

本书融科学性、知识性、实用性为一体，为肥胖症的防治提供了行之有效的思维方法和食疗防治知识。

本书作为家庭常用书籍，适用于所有关注自身健康的人群阅读参考。

由于编者水平有限，书中若存在疏漏或未尽之处，恳请广大读者批评指正，以便再版时修改。

编者
2017 年 1 月

目　　录

第一章　肥胖症的基础知识

第一节　什么是肥胖症

 计算标准体重的方法

1. **成年人标准体重**

人有胖有瘦，体重过轻者为瘦，过重则为胖。胖和瘦是相对于标准体重而言的。标准体重是根据身高，以一定比例系数推算出的相应体重值，也称理想体重。经过临床医生的大样本调研，在相当多的同一年龄与性别组的人群中，找出一个相应的数值，就是这群人的相对标准体重范围。目前，我国还没有统一的标准体重数值，应用比较普遍的是以下几个计算公式。

（1）成年人标准体重（千克）=［身高（厘米）−100］×0.9。

（2）标准体重（千克）

= 身高（厘米）−100（适用于身高155~165厘米）

= 身高（厘米）−105（适用于身高165~175厘米）

= 身高（厘米）−110（适用于身高175~185厘米）

以上两种方法已被广泛采用。

（3）中国军事医学科学院专家根据我国南北方不同人群的特点，经过总结大量体检数据，制订了我国人理想体重的计算公式。

北方：成年人标准体重（千克）=［身高（厘米）−150］×0.6+50

南方：成年人标准体重（千克）=［身高（厘米）−150］×0.6+48

前者适合长江流域以北的省份，后者适合于长江流域以南的省份。

2. **儿童标准体重的简便计算方法**

（1）1~6个月：标准体重（千克）= 出生体重（千克）+月龄×0.6。

（2）7~12个月：标准体重（千克）= 出生体重（千克）+月龄×0.5。

（3）1岁以上：标准体重（千克）= 8+年龄×2。

根据公式计算出自己的标准体重后，对照自己的实际体重，就能看出自己的体重是胖是瘦。

3. **体重测量注意事项**

人的体重并非一成不变。季节的变化、衣着的厚薄、测量体重的时间、是否进食和排便等都会影响体重的数值。因此，测量体重时应注意以下几点。

（1）每天使用同一台体重计。不同的体重计误差不同，使用同一台体重计虽然也有误差，但可根据每日测量的数值，精确地判断体重的增减。

（2）体重计放在平坦的地面上，并调校至0位。

（3）每日测量体重的时间应固定，如可选择早晨空腹、排出大小便后。

（4）减少衣着对所测体重的影响。冬季应除去厚重的大衣、毛衣、毛裤、皮靴等衣物，其他季节最好穿内衣、内裤。

肥胖症诊断方法与标准

1. 检测指标

检测肥胖实际上就是检测体内脂肪总量和脂肪分布情况，一般通过身体的外表特征测量值间接反映体内的脂肪含量和分布，这些指标包括体质指数（BMI）、腰围（WC）和腰臀比（WHR）等。研究和试验中也采用更精确的方法，如计算机×体层摄影（CT）和磁共振成像（MRI）测量脂肪含量。

（1）体质指数（BMI）：BMI是与体内脂肪总含量密切相关的指标。该指标考虑了体重和身高两个因素，是评估身高体重比例的参考指数。计算公式为：体重（kg）除以身高（m）的平方（$BMI = kg/m^2$）即 $BMI = 体重/身高^2$，其中体重以千克计，身高以米计，单位是千克/平方米。BMI简单易测量，且不受性别的影响。BMI主要反映全身性超重和肥胖。但是对于某些特殊人群如运动员等，BMI就难以准确反映超重和肥胖的程度了。

（2）腰围（WC）：WC是反映脂肪总量和脂肪分布的综合指标，世界卫生组织（WHO）推荐的测量方法是：被测者站立、双脚分开25~30厘米，测量位置在水平位髂前上棘和第12肋下缘连线的中点。测量者坐在被测者一旁，将测量尺紧围软组织，但不能压迫，测量周径读到0.1厘米。根据腰围诊断和检测肥胖症，判断是否需要控制体重，可信度较高。

（3）腰臀比（WHR）：WHR是腰围和臀围的比值。臀围是环绕臀部最突出点的身体水平周径。腰臀比是早期研究中评测肥胖的指标，腰围较腰臀比更简单可靠。现在更倾向于用腰围代替腰臀比来评测向心性脂肪含量。

（4）臀围（H）：H是臀部后最突出部位的水平围长。测定时并足直立，测量部位在臀部最宽处。使用软尺紧贴皮肤而不压迫软组织，以测量臀部的最大周径。

（5）CT和MRI测量：用CT或MRI扫描第4~5腰椎间水平计算内脏脂肪面积，根据扫描层面或节段的脂肪组织面积及体积来估测总体脂和局部体脂。

2. 判断标准

不同的测量方法不同的判断标准。

（1）体质指数（BMI）：1998 年 WHO 公布，BMI≥25 为超重，BMI≥30 为肥胖。但有一个新问题，亚洲人在比西方人更低的 BMI 水平下会出现严重的肥胖相关疾病。这可能是由于亚洲人的脂肪容易在腹部沉积所造成的。故 2000 年 WHO 特别为亚洲人制定了新的肥胖诊断标准（表 1-1）。

表 1-1 亚洲成人 BMI 标准及相关疾病危险性表

分类	BMI	相关疾病危险性
体重过低	<18.5	低（但其他疾病危险性增加）
正常范围	18.5~22.9	平均水平
超重	≥23.0	增加
Ⅰ度肥胖	25.0~29.9	中度增加
Ⅱ度肥胖	≥30.0	严重增加

（2）腰围（WC）：腰围较腰臀比更简单可靠，现在更倾向于用腰围代替腰臀比预测中心性脂肪含量。WHO 建议男性 WC>94 厘米，女性 WC>80 厘米为肥胖。中国肥胖问题工作组建议对中国成人来说，男性 WC≥85 厘米，女性 WC≥80 厘米为腹部脂肪蓄积的诊断界值。

（3）腰臀比（WHR）：WHR 也被作为测量腹部脂肪的方法。白种人 WHR>1.0 的男性和 WHR>0.85 的女性被定义腹部脂肪为堆积，但腰围更适于检测腹型肥胖。

（4）CT 和 MRI 测量：确定内脏脂肪过度堆积的"金指标"是 CT 扫描。以腹内脂肪面积 100 平方厘米作为判断腹内脂肪增多的切点。但这两项检查价格昂贵且不适用于群体调查。

三、肥胖症的分类

1. 单纯性肥胖

单纯性肥胖是各种肥胖中最常见的一种，占肥胖人群的 95% 左右。单纯性肥胖患者全身脂肪分布比较均匀，没有内分泌紊乱现象，也无代谢障碍性疾病，其家族往往有肥胖病史。其发病原因主要是遗传因素和营养过剩。此类肥胖分为体质性肥胖和获得性肥胖。

（1）体质性肥胖：又称增生性肥胖，是由脂肪细胞数量增加所致。此类患者一般有明显的家族肥胖病史。多数患者自幼肥胖，都与食欲旺盛、喂养过度有关。人在胎儿期第 30 周起至出生后 1 周岁，是脂肪细胞增殖最活跃的时期。这个时期，如果喂养过度、营养过剩，可导致脂肪细胞数目增多，引起肥胖。而脂肪数目增加是永久性的，成年以后，这些脂肪数目会保持终生。有学者调查发现，10~13岁的小胖子，长到30岁时，有88%的人变成了大胖子。所以，肥胖的防治应从婴幼儿时期就开始，10岁以前的儿童保持正常体重，是其成年后维持正常体重的基础。

（2）获得性肥胖：又称肥大性肥胖。一般是由于成年后营养过多，身体内脂肪细胞肥大和数目增加所致。此类肥胖因为进食过多、热能消耗过少，使体内的脂肪体积增大，含脂量增加。正常人每个皮下脂肪细胞长度为67~98微米，含脂量为0.6微克。而肥胖者体内脂肪细胞长度达127~134微米，含脂量达0.91~1.36微克。脂肪细胞体积的增大有一定限度，当细胞体积超过这个限度不能再增大时，在摄食过多和消耗过少的条件下，就会出现脂肪细胞数量代偿性增加，以使体内过剩的热能得以贮藏起来。当成人体重超过标准体重的170%时，不仅有脂肪细胞体积的增大，还有新的脂肪细胞生成，导致脂肪细胞总数的增加。而脂肪细胞一旦产生就不会消失，所以重度肥胖者减轻体重非常困难。对单纯性肥胖，必须在排除了水肿和肌肉发达等因素，并除外引起肥胖的原发病后才能诊断。

2. 继发性肥胖

继发性肥胖是由于内分泌紊乱或代谢障碍所引起的一类疾病，临床上很少见，仅占肥胖者的2%~5%。这类肥胖者的肥胖只是疾病的症状表现之一，同时还伴有其原发病的临床表现。主要是继发于神经系统、内分泌系统及代谢紊乱性疾病，同时伴有肥胖症状。原发病包括皮质醇增多症、甲状腺功能减退症、性腺功能减退症、多囊卵巢综合征、胰岛B细胞瘤、垂体瘤等。这类肥胖的治疗，应着重治疗原发病，单纯运动或饮食疗法均不宜应用。

3. 药物性肥胖

有些药物在治疗疾病的同时，还有使人肥胖的不良反应。例如，应用糖皮质激素类药物（如氢化可的松）治疗风湿病、哮喘等，可使患者身体变胖，特点是满月脸和向心性肥胖。治疗精神病的吩噻嗪类药物（如氯丙嗪），能刺激患者食欲，引起肥胖。三环类抗抑郁药，能直接作用于下丘脑，改善患者的抑郁状态，增进食欲，增加体重。这类肥胖患者不多，只占肥胖症的2%左右。　般而言，只要停止应用导致肥胖的药物，肥胖情况就会改善。但有些患者停用药物后依旧肥胖。

四、肥胖症的中医分型

1. 脾虚湿阻证

肥胖，浮肿，疲乏，无力，肢体困重，尿少，纳差，腹满，舌质淡红，舌苔薄腻，脉沉细或细滑。

2. **脾肾阳虚证**

肥胖，疲乏，腰酸腿软，阳痿，阴寒。舌质淡红，苔白，脉沉细无力。

3. **胃热湿阻证**

肥胖，头胀，眩晕，消谷善饥，口渴，喜饮，舌质红，舌苔腻微黄，脉滑或数。

4. **肝郁气滞证**

肥胖，胸胁苦满，月经不调，失眠，多梦，舌苔白或薄腻，脉弦细。

5. **阴虚内热证**

肥胖，头昏眼花，头胀头痛，腰膝酸软，五心烦热，舌尖红，苔薄，脉细数微弦。

五、肥胖的危害及控制体重的意义

体重的增加会导致一系列与肥胖相关疾病的发生，对人体健康造成危害。大量临床试验结果证实，减轻体重可以大大降低多种疾病的发生、减少死亡率，因此积极控制体重非常重要。

1. **肥胖与心血管病**

研究表明，肥胖可能是冠心病的独立危险因素。肥胖程度和冠心病的危险性具有相关性，即使是中等程度的超重，冠心病的危险性也会增加。对亚洲人而言，即便是不太高的体质指数，也有较高的发病危险。大量研究结果表明，肥胖人群心血管病的患病率和死亡率明显增高。而降低体重则能明显降低心血管病的发生率，并降低死亡率。冠状动脉造影证实，冠心病患者减轻体重后，冠状动脉病变得到了改善。

2. **肥胖和高血压**

肥胖也是引起高血压的危险因素。一项肥胖与高血压关系的研究发现，超重的中年人患高血压的危险是同龄正常体重者的2倍。而青年人超重与高血压有更显著的关联。美国的一项研究调查表明，体质指数超过27的人，高血压的发病危险是正常体重者的3倍；而青年人超重和肥胖，患高血压的危险是正常体重者的6倍。有学者发现，体重的变化与收缩压有线性关系。体重每增加4.5千克，收缩压男性增加4.4毫米汞柱，女性增加4.2毫米汞柱。研究表明，体重降低能使血压显著下降。

3. **肥胖和血脂异常**

血脂异常在肥胖人群中很常见，尤其是腹部肥胖的患者。其特征是甘油三酯、低密度脂蛋白胆固醇升高，而高密度脂蛋白胆固醇降低。血脂异常与心血管疾病的发生密切相关。美国学者研究发现，20~75岁超重的美国人，高胆固醇血症的相对危险是正常体重者的1.5倍；而20~45岁超重者中，这种危险是非超重者的2倍。肥胖的高脂血症患者脂肪肝的发病率也增高，原因是肥胖患者的体内脂肪酸易于向肝内转移的结果。减轻体重能显著降低总胆固醇、低密度脂蛋白胆固醇、极低密度脂蛋白胆固醇和甘油三酯水平。

4. 肥胖与糖尿病

肥胖是2型糖尿病的一个重要危险因素。全身肥胖和腹型肥胖都是与2型糖尿病相关的重要危险因素。据美国糖尿病协会报道，轻度、中度及重度肥胖者患2型糖尿病的危险性分别是正常体重者的2倍、5倍和10倍。研究表明，减轻体重虽然不能使已经发生的胰岛功能障碍根本逆转，但对糖尿病的控制却有着极大的促进作用，可以减少降糖药的剂量，改善胰岛素抵抗，降低糖尿病患者的死亡率。

5. 肥胖与痛风

许多肥胖者喜欢食用高蛋白饮食，造成嘌呤代谢紊乱，其代谢产物尿酸产生过多，可在关节结缔组织沉积而成痛风结石，出现骨关节炎。减轻体重可调整机体代谢，有利于防止痛风发作。

6. 肥胖与呼吸系统疾病

中度肥胖患者常有通气不良，同时耗氧增加使二氧化碳滞留，引起呼吸性酸中毒。因长期缺氧导致红细胞增多，血液黏稠度增大，循环阻力增加，肺动脉压增高而导致肺源性心脏病。睡眠呼吸暂停在肥胖患者中也很常见，严重者还可发生猝死。减轻体重后可有效地改善人体通气功能，减轻睡眠呼吸障碍。

7. 肥胖与结石症

肥胖者与正常人相比，胆汁酸中的胆固醇含量增多，如超过了胆汁溶解度，就会并发胆固醇结石。据报道，患胆石症的女性中，50%~80%是肥胖者。30%左右的高度肥胖者患有胆结石。减轻体重是预防结石症的有效手段。

8. 肥胖与癌症

肥胖者容易患癌症。女性肥胖者发生乳腺癌、子宫癌和宫颈癌的危险性增加3倍，患子宫内膜癌的危险增加了7倍。男性肥胖者患结肠癌和前列腺癌的危险性也明显增加。所有，肥胖者控制体重是预防多种癌症的重要措施。

9. 肥胖与妇科病

重度肥胖女性可有雄激素增加，可达正常人的2倍，雌激素水平也会持续增高，可导致卵巢功能异常，不排卵者是正常人的3倍，闭经和月经稀少是正常人的2倍和4倍。雌激素的长期刺激，容易引起乳腺和子宫内膜异常增生而发生乳腺癌和子宫内膜癌，发病率是正常人的3~4倍。肥胖者减轻体重可改善机体内分泌状况，恢复卵巢功能。

六、肥胖的预防原则

1. 合理饮食

饮食调理是所有减肥方法的基础，是最基本的减肥方法。合理的饮食调控包括改变饮食的食量和结构。减肥饮食食谱的基本原则是低脂肪、低热能、适量谷物和优质蛋白质等。合理饮食需要在保证营养素平衡的基础上减少每日总热能的摄入，使摄入的热能低于机体消耗的热能，让身体中的一部分脂肪氧化供能。

限制饮食不等于单纯限制谷类主食量。谷类中含有大量的淀粉，具有维持血糖水平的功能，食用谷类后血糖不会升高太快，也不会很快出现低血糖。谷类食物还含有大量膳食纤维，对预防癌症和降低血脂也同样具有作用。减少总的食量时，也会减少谷类主食量，但不要减少谷类食物所占食物总量的比例。减少热能摄入应当主要减少肥肉、动物内脏等脂肪量。鱼、蛋白、瘦肉等优质蛋白质是减肥饮食中不可缺少的，这些优质蛋白质含有较多的必需氨基酸，适量优质蛋白质与谷类等植物蛋白的氨基酸起到互补作用，提高植物蛋白的营养价值。尤其是在控制总热能摄入时，机体处于热能负平衡状态，摄入优质蛋白质可以减少人体肌肉等瘦组织中的蛋白质作为热能而被消耗。同时，应增加新鲜水果和蔬菜在饮食中的比例，避免食量减少引起维生素和无机盐不足。水果和蔬菜热能低且体积大，能让人产生饱腹感从而控制饮食。

治疗肥胖症和超重患者必须以控制饮食为基础，但单纯控制饮食而不配合增加体力活动等措施，减重的持续性和程度很难达到满意的程度。单纯控制饮食，虽然能使体重降低，但除减少脂肪组织外，肌肉也会减少，静息代谢率也同样可能降低，机体需要的热能减少，体内储存脂肪的消耗也同样会减少。所以，单纯控制饮食在使体重下降到一定程度后，体重下降速度就会减慢或者停止下降。若使已降低的体重进一步降低，就必须摄入更低热能的饮食，但极低热能膳食中的营养素无法满足机体需要，严重损害健康。因此，最有效降低体重的方法是在中等降低摄入热能的基础上，积极参加各种体育锻炼或体力劳动，使体重逐渐降低到目标水平。最好是每天饮食总热能比平时减少 1/4～1/3，每周体重降低 0.5 千克左右，同时增加运动量，使每天消耗的热能增加。

2. 增加运动

运动疗法可以通过运动分解脂肪组织的甘油三酯，其分解释放的脂肪酸作为热能来源被肌肉组织所消耗，达到人体对热能的收支负平衡状态，从而减少脂肪，减轻肥胖。

单纯地进行饮食控制，长时间忍饥挨饿会使患者感觉很痛苦，同时会发生组织蛋白丢失，损害机体健康。而且，长期低热能饮食会使本来就较低的基础代谢率变得更低，体质变得更差。相反，若不控制饮食只增加运动量，运动所增加的热能消耗会很容易地从饮食中得到补充，这样同样无法达到减重的效果。因此，饮食控制必须与运动相结合。在控制饮食的同时，适当增加体育锻炼和体力活动，能促进脂肪的分解，减少体内蛋白质的丢失，并且增加蛋白质的合成，同时在减肥的同时增强体质。增加运动还可以振奋精神，使精力更加充沛，从而增强减肥的信心。适当地控制饮食加上体育运动有利于长期保持减肥成果，使体重不易反弹（表1-2）。

表1-2　不同减肥措施对健康的影响

减肥措施	控制饮食适当运动	单纯控制饮食
脂肪消耗	多	少
肌肉体重成分	增加	减少
体力	增强	下降
营养缺乏	不易发生	容易发生
基础代谢率	不变或增加	下降
精神状态	改善	变差
减肥计划的坚持	较易坚持	不易坚持
减重后反弹	不易发生	容易发生

3. 行为矫正

行为矫正疗法与其他减肥方法不同，强调从生活方式干预入手，从根本上促使患者改变与肥胖有关的不良行为方式和生活习惯，从而达到减肥目的并保持减肥效果。行为矫正的重点在于改变患者对肥胖的认识，了解肥胖的危害，纠正不良生活习惯，从根本上消除导致肥胖的危险因素。单独应用行为矫正疗法时，短期就会见效，但过一段时间会有一定程度的反弹。将行为矫正与饮食控制和运动疗法相结合，采取"饮食控制+运动+行为矫正"的综合疗法，可以取得最大的减肥效果，并能防止体重反弹。

此外，在以上三种减肥方法的基础上，根据每个人的不同情况，选择拔罐、按摩、中药等疗法，可以最大限度地发挥自然疗法的减肥优势，达到长期控制体重的目标。

第二节 防治肥胖症的塑身饮食

一 减肥的饮食原则

医学研究表明，如果一个人膳食不合理，营养过剩，就会发胖。肥胖不仅影响人的形体健美，而且还是诱发心血管病、糖尿病及结石等现代文明病的因素之一。近年来，国外许多专家、学者对通过控制饮食减肥的途径进行广泛而深入的研究，提出了许多减肥原则，简单介绍如下。

1. 减慢进食速度

日常就餐时减慢进食速度，可以起到减肥的作用。医学减肥专家经过观察发现，同样的食物同样的量，肥胖男子常于8～10分钟吃完，而消瘦者却用13～16分钟吃完。研究者指出，食物进入人体，血糖水平就要升高，当血糖水平升高到一定水平，大脑食欲中枢发出停工信号时，快食者往往已经吃了过多的食物，所以会引起肥胖。因此，减肥者在吃饭时要细嚼慢咽，减慢进食速度，这样可有效控制食量，以起到减肥的作用。

2. 饭前喝汤

汤除了能滋润肠胃、帮助消化、促进食欲外，很重要的一点还在于有一定的食疗作用。饭前喝汤与吃别的营养丰富的菜相比，摄入的热量要少50千卡，因此对节制饮食的减肥者来说，如在1周中，有4次吃饭时饭前喝汤的话，那么坚持10周，他们的体重将会减轻。

3. 少食多餐

医学专家认为，少食多餐使空腹时间缩短，可防止脂肪积聚，有利于防病保健，增进人体健康。国外医学专家研究证实，每天食3餐的学生与每天食5～6餐的学生相比，前者皮下脂肪要厚得多。这表明空腹时间越长，造成脂肪积聚的可能就越大，更容易使人发胖。故不吃早餐者，发胖的危险性更大。所以减肥者不要不吃早餐，要遵循少食多餐的原则。

4. 早食减肥

医学专家在探索饮食减肥研究中发现，在人体饥饿之前提早进食，是一种有效的饮食减肥法。如果在饥饿之前吃东西，常可控制胰岛素的分泌。而胰岛素可调节人体内糖类的吸收，同时对食物转化为脂肪和脂肪积累起着一定的抑制作用。另外，正餐前进食，可使人在正餐时食欲大减，从而减少食物摄入量，达到减肥的目的。

5. 分食减肥

这是国外营养学家研究提出的一种新式减肥法。它主要是要求减肥者在每一餐进食中，不能同时吃某些食物。比如，人们在吃高蛋白、高脂肪的荤菜时，可以食用一种蔬菜，但不能喝啤酒，不能吃面包等糖类食品。究其原因，主要是人体脂肪还可由蛋白质、糖转化而成，人们在食用高蛋白食品时，不食用糖类，人体也就不易因脂肪增加而发胖了。

6. 蔬菜餐减肥

蔬菜餐是指以蔬菜、水果为主，完全不吃或基本不吃谷类或肉类食品，以大大降低膳食的总热量与脂肪摄入量。因为肉类食物很容易转化为脂肪，脂肪在人体内储存起来而使人肥胖。而蔬菜中的蛋白质或糖类少，不易转化为脂肪，特别是不含糖分的绿色蔬菜对减肥更为有效。

7. 三餐均衡减肥

减肥者一日三餐要定时定量，早餐一定要吃，晚餐一定要少吃。不吃早餐，中餐对付，晚上会餐，这样不利于减肥。不吃早餐的人，一上午要忍饥挨饿，一旦有机会吃东西，便会多吃，或可能在午饭前吃一些高糖、高油脂的零食。这样一天下来，会比平时摄取更多的热能，倒不如把一天的热能摄取量平均分为 3 顿或 4 顿吃，使血糖不至于忽上忽下，比较容易控制食量。体重过重的人可能常是不吃早餐的人。

二、有益减肥的食物

1. 蜂蜜

蜂蜜可以帮助人体消除体内垃圾，使人体恢复原来的新陈代谢功能，是价廉物

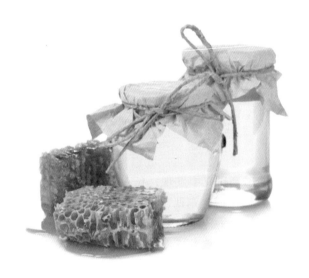

美的减肥食品。在一日三餐中，只要适当摄入一些蜂蜜，就可以避免过多的脂肪在人体中积聚下来。蜂蜜具有优良的杀菌效果与解毒效果，有助于人体将体内积聚下来的废物排出体外，而且能使人体很快地消除疲劳。

蜂蜜减肥法：早饭前，在喝水时加入蜂蜜。一般人在吃蜂蜜2天后就会感觉到身体轻松，心情愉快。另外，便秘的症状以及焦虑不安的感觉也可以得到改善。

2. 土豆

土豆真的能减肥吗？也许你第一个反应是不相信，富含淀粉的土豆应该是减肥的敌人才对啊。其实，土豆脂肪含量少、热量低，含有丰富的减肥明星——膳食纤维，是减肥食品家族中的佼佼者。土豆的减肥亮点有以下几方面。

（1）膳食纤维：土豆之所以被称为减肥明星，因为它所含膳食纤维能帮助人体更好地消化吸收，还能使人有饱腹感，防止摄入过量的食物。

（2）脂肪含量少：每148克土豆产生的热量仅为100卡。与进食其他富含脂肪的食品相比，每天多吃土豆可以减少脂肪的摄入，帮助代谢多余脂肪。

（3）维生素和矿物质：土豆还能提供人体需要的维生素和矿物质。甚至有营养专家说，每餐只要吃全脂奶和土豆，便可使人体得到需要的全部营养素。

土豆减肥法：把土豆当作正餐食品，平均中等大小的土豆要吃两个，同时喝下足量的水。需要注意的是，用土豆减肥，是要求用土豆做主食而不是做菜品来食用。可以吃煮土豆、做土豆条或煎土豆饼，每日坚持一餐只吃土豆，长期下去对预防营养过剩或减去多余的脂肪都有效。

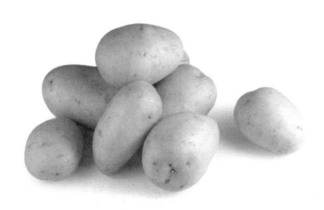

3. 红薯

红薯含热量低，又颇具饱腹感，无论是用做主食还是副食，都是一种良好的减肥食品。红薯是低热量、低脂肪食品中的佼佼者。除此之外，红薯还含有其他营养成分，如维生素 A、维生素 B 族、维生素 C、纤维素以及钾、铁、铜等 10 余种微量元素，其中纤维素对肠道蠕动起着良好的刺激作用，促进排泄畅通。同时，由于纤维素在肠道内无法被吸收，有阻挠糖类变为脂肪的功能。故而，有的营养学家称红薯为营养最平衡的保健食品，也是极有效果而且成本又低的减肥食物。

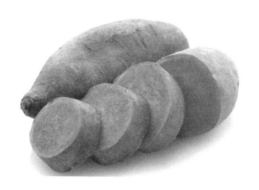

4. 红酒

红酒配合饮食可达到减肥目的。同样是高脂肪含量的饮食生活，法国却不像美国有那么多的肥胖者，其中就与法国人喜饮红酒有关。使用红酒减肥法时最好是每

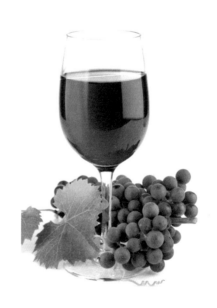

周食用 2 次或 3 次鱼、蛋等，瘦肉每月食用 2 次或 3 次。用餐的同时配合适量的红酒，再加上适度的运动。

　　红酒炖梨减肥法：红葡萄酒 500 毫升（酒的颜色越紫红越好），西洋梨 2 个，肉桂半只（约 50 克），丁香 10 克（肉桂条和丁香在中药店就能买到）。制法：将西洋梨削皮，肉桂条切成细条状。削好的西洋梨对剖去蒂，再用小汤匙把种子挖出。将所有材料放入锅中，倒入红酒（约八分满），加热至红酒沸腾即可。佐餐食用，主治高脂血症、肥胖症。

　　5. 咖啡

　　咖啡是许多人喜欢喝的饮料，有利尿作用，还可以促进血液循环。在高温煮咖啡的过程中，会产生一种抗氧化的化合物，有助于抗癌、抗衰老，甚至有防止心血管疾病的作用，可以与水果和蔬菜媲美。咖啡中的咖啡因，具有促进脂肪分解的作用。

　　喝咖啡减肥的要诀：①不要加糖。如果不习惯咖啡的苦味，可以加少许的奶，但千万不能加糖，因为糖会妨碍脂肪的分解。②热咖啡比冰咖啡有效。热咖啡可以更快地消耗人体内的热量。③浅度烘焙的咖啡为好。烘焙温度高的咖啡，味道虽然浓郁，但咖啡因含量比较少，不利于减肥，而味道比较淡的美式咖啡则比较有利于减肥。

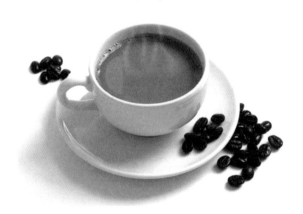

　　6. 冬瓜

　　吃冬瓜能养胃生津，清胃降火，减少饮食量，非常有助于减肥。现代医学研究认为，冬瓜与其他菜相比不同的是不含脂肪，含钠量极低，有利尿排湿的功效。因此，常吃冬瓜有明显的减肥轻身作用，对肾炎水肿者有消肿作用，也是糖尿病及高血压患者的理想佳蔬。

冬瓜的食用方法很多，以烧、烩、蒸和煮成汤菜为宜，也可与芦笋、番茄、丝瓜片、蘑菇片等做成素席名菜，或与鱼、肉、虾、鳝、燕窝等相配，烹煮成香浓味鲜的菜肴。在烈日炎炎的夏天，用冬瓜与鲜荷叶一起添水煮食，还可制成沁人心脾、消暑解渴的减肥饮料。

冬瓜汤减肥法：芦荟 3 片，冬瓜 500 克，大枣 5 个，雪梨 1 个，蜂蜜适量。制法：芦荟、冬瓜洗净切段，大枣、雪梨洗净切块。将冬瓜放入锅中，加入 5 杯水煮开，转小火煮至熟，再加入大枣、雪梨、芦荟及盐略煮。此汤能预防肥胖和消除因肝火、燥热引起的体湿与水肿。

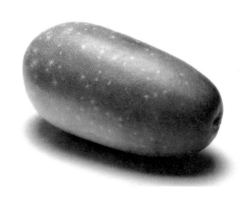

7. 紫菜

紫菜含糖类、钙、磷、铁、锌、碘、锰、氨基酸、藻红蛋白、磷脂、烟酸、有机酸、挥发油及维生素 A、维生素 B_1、维生素 B_2 等。近几年来，世界上许多国家都开展对紫菜的食用研究，发现经常吃紫菜可使体液保持弱碱性，利于健康，并对高血压、糖尿病、癌症等多种疾病有辅助治疗作用，且有利于减肥。紫菜味甘、咸，性寒，有软坚化痰、清热利尿的功效，主治瘿瘤、瘰疬、水肿、肥胖等。另外，多食紫菜对胃溃疡的治疗及对预防和治疗妇女更年期疾病有很好的作用，而且对延缓衰老，防治贫血、皮肤生屑及瘙痒，预防蛀牙，治疗夜盲症、降血压、降血脂都有很好的功效。

紫菜海带汤的做法：紫菜 10 克，海带 20 克，冬瓜皮 30 克，西瓜皮 50 克，盐少许。将紫菜、海带、冬瓜皮、西瓜皮同放一锅中，加清水适量煮开，盛入碗中或汤盆中即成。紫菜海带汤能去脂减肥。既想美食又想减肥的人不妨将紫菜当成生活中必不可少的食物。

8. 西红柿

西红柿有着低热量、高蛋白质、低脂肪、高纤维素，还含有丰富的钙、磷、铁、维生素 A、维生素 B_1、维生素 B_2、维生素 C、维生素 E、番茄红素等。虽然西红柿本身没有直接减肥作用，但其低卡高纤的特质有助排毒减肥，多吃能饱肚，从而避免了吃其他高热量食品的机会，间接达到减肥目的。

西红柿瘦身法：每日其中一餐只吃西红柿，烹调时要注意少油、少盐、少糖，每餐之间只可以 1 个生果充饥。应注意：有胃病的人不宜经常食用西红柿，以免导致胃酸分泌过多，引起不适。未成熟的西红柿含西红柿碱，会引起头晕、恶心等，

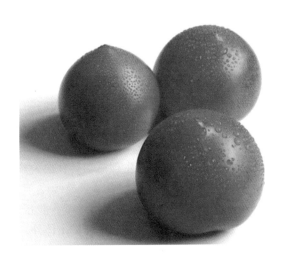

不可食用。

9. 牛奶

研究发现，钙质的摄取能够减少体内脂肪的堆积，达到延缓体重增加的效果。牛奶含钙量较多，肥胖者食用牛奶减肥效果相当显著。从牛奶、乳酪、优酪乳中摄取钙质的效果，比吃蔬菜、豆类、钙片或健康食品要好。研究人员指出，当摄入总热量相同时，钙质摄取比例越高，脂肪的新陈代谢会更活跃，使减轻体重的效果更明显。因此，最好能够通过运动、正常进食、增加牛奶摄取比例等联合应用的方式，来达到减肥目的。

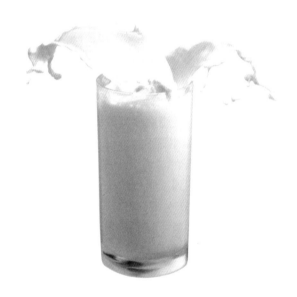

10. 苹果

食用苹果使人体摄入的热量减少，不足部分就需要脂肪供给。体内的多余脂肪被消耗掉，就自然地达到了减肥目的。苹果减肥可以使人们的消化系统得到充分的休息，恢复其本来的功能，从而得以正常工作。可以促进血液中白细胞的生成，提高人体的抵抗力，增强免疫力，同时也使人体内分泌功能更加合理，所以苹果减肥法对改善人们的精神面貌，促进皮肤的正常生理活动具有很大益处。

苹果减肥法：苹果减肥法非常简单，只需要 3 天持续吃苹果和喝矿泉水，其他食物一概不吃即可。另外，苹果本身含有大量食物纤维，能帮助消除宿便，而且其内含钾质具利尿作用，可让体内残余的废物随着尿液排出体外，有美容的效果。

需要注意的是，1 个苹果大约有 100 千卡的热量，虽然 3 天内可无限量地吃苹果，但一般人每次最多只可吃 2~3 个。而且在实行此瘦身法之后的 3 天内，只能食粥或蔬菜等较易消化的清淡食物，让身体慢慢适应，否则肠胃在过度饥饿后，一旦接触高热量食物，将会过量吸收，不但增加肠胃负担，而且会使身体比之前更肥胖。另外需要注意应用这种减肥法宜防营养不良。

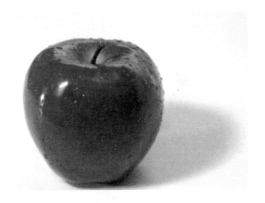

11. 冻豆腐

科学家研究证明，新鲜豆腐经冷冻后，内部结构发生了变化，形态呈蜂窝状，具有孔隙多、弹性好、营养丰富、产热少等特点，食后易产生饱腹感，对减肥者来说，不会造成明显的饥饿感。而且，豆腐冻制后，能产生一种酸性物质，这种酸性物质能破坏人体的脂肪，促进体脂代谢，利于脂肪排泄，从而达到减肥目的。

冻豆腐吃法多种多样，可依自己的爱好而定，既可做冻豆腐汤，也可与一些蔬菜炒食。此菜最好每天食用，并保持一段时间方能收到较好的减肥疗效。营养丰富

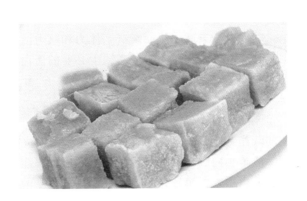

的新鲜豆腐制成冻豆腐后，其维生素、蛋白质、矿物质等破坏很少，仍不失为营养佳品。

12. 食醋

研究者认为，食醋中所含的氨基酸，不仅可消耗人体内的脂肪，而且能使糖、蛋白质等新陈代谢顺利进行。研究结果显示，肥胖者每日饮用15~20毫升食醋，在1个月内就可以减轻体重3千克左右。所以追求时尚减肥法的人，不妨采用食醋减肥法一试。

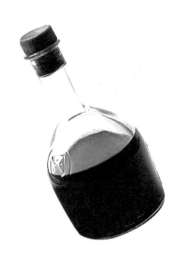

塑身误区

1. 禁食或只吃水果

禁食有助于身体排毒，但解决肥胖问题的效果不大。而禁食时间过长，机体得不到更多的供给，消化功能就会衰减，从而影响到体力和脑力活动。水果富含维生素和碳水化合物，但其营养成分较为单一，尤其缺少必要的蛋白质。长期采用单一水果塑身必然造成身体中的蛋白质、矿物质等营养成分缺乏。而且水果含糖分多，建议一天吃1~2个水果。

2. 只吃低脂肪、低热量食品

脂肪是人体必需的营养元素，虽然控制脂肪的摄入量能使人瘦下来，但脂肪有保持体温的重要作用，能减小内脏在震荡过程中承受的压力，能促进新陈代谢，所以平日饮食一定要注意适当摄入。而且并不是所有低热量食品的热量都低，而是往食品里添加了纤维或用其他更加危险的成分来替代。因此，即便是低热量食品也不能大量食用。

3. 严格遵守瘦身食谱

肥胖者在减肥过程中，不必过于严格地遵循瘦身食谱，否则会难以长期坚持。需要注意的是，每个人都有自己的营养需求。如吃辣容易流汗，而且很容易有饱腹感，有塑身效用。但长期吃辛辣食物塑身会影响胃的功能，有导致胃痛甚至胃出血的危险。另外，吃太多刺激性食物会使皮肤变得粗糙，更容易生暗疮，得不偿失。所以，制定个性化的食谱，并且接受专业人员的监督是有必要的。

第二章　塑身饮食方

第一节　健康主食

番茄鸡蛋蛋包饭

【原料】熟鸡块 70 克，鸡蛋 2 个，米饭 100 克，青豆 10 克，番茄酱 120 克，食盐、胡椒粉。

【制作】鸡蛋加入胡椒粉和食盐搅拌后，放入锅中煎成蛋皮备用。锅烧热，加入番茄酱、鸡块及青豆共煮，黏稠时加入米饭拌匀，出锅铺在蛋皮上。

【用法】佐餐食用。

【功效】健胃消食，减肥瘦身。适用于肥胖症患者。

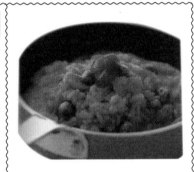

杂粮大饼

【原料】燕麦面 20 克，麦麸 10 克，荞麦面 40 克，鸡蛋、酵母、白芝麻。

【制作】鸡蛋打入碗中，加入酵母、麦麸、燕麦面、荞麦面和适量清水搅成稠糊状，均匀铺平在烤盘中，撒上白芝麻，静置 30 分钟发酵。将烤盘放入预热至 220℃ 的烤箱中烤 10 分钟，取出晾凉，切块食用。

【用法】佐餐食用。

【功效】降脂降糖，平稳血糖。适用于高血脂、肥胖症患者。

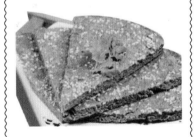

蔬菜魔芋面

【原料】魔芋面 1 盒，金针菇 1 小把，柿子椒 1 个，胡萝卜 1 根，胡椒粉、料酒、食盐、蒜蓉辣酱、香葱花、姜末。

【制作】柿子椒、胡萝卜切丝，加入魔芋面、金针菇，用水煮熟备用。锅中放油烧热，煸香葱花、姜末，放入蒜蓉辣酱 2 小匙煸香晾凉。放入食盐、料酒、胡椒粉调味、放入魔芋面、金针菇、柿子椒丝，胡萝卜丝拌匀。

【用法】佐餐食用。

【功效】降低胆固醇，防治高血压。适用于高血压、糖尿病、肥胖症患者。

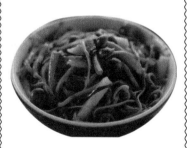

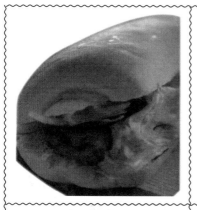

意式番茄口袋面包

【原料】生菜少许，火腿1片，洋葱8克，口袋面包1个，番茄50克，柠檬汁2小匙，香菜末、蒜末、橄榄油、醋。

【制作】将口袋面包放入蒸锅中蒸熟。将生菜、洋葱片、火腿片、番茄夹入面包中，淋入柠檬汁、橄榄油、醋、香菜末、蒜末后食用。

【用法】佐餐食用。

【功效】减肥瘦身，生津止渴。适用于肥胖症患者。

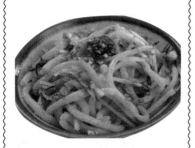

燕麦面条

【原料】燕麦粉500克，黄瓜丝、白萝卜丝各100克，蒜蓉10克，香菜末50克，酱油、食盐、醋、香油。

【制作】把燕麦粉倒进盆里，加入开水和成烫面团，揪成小一点的剂子，搓成细条，码在笼屉中，入蒸笼中蒸熟。蒜蓉、酱油、食盐、醋、香油倒在小碗里，调成卤汁。将蒸好的燕麦面条取出，抖散，放在碗里，放入黄瓜丝、香菜末、白萝卜丝，淋上卤汁，拌匀。

【用法】佐餐食用。

【功效】降脂降糖，降低胆固醇。适用于肥胖症患者。

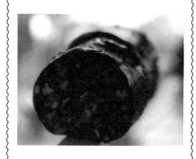

芹菜海带萝卜海苔卷

【原料】芹菜叶、海带丝、胡萝卜、海苔、醋、食盐。

【制作】将胡萝卜切丝，加入芹菜叶和海带丝，用开水焯熟后用一点食盐和醋腌制备用。寿司帘上铺一张海苔。将腌制好的芹菜叶和海带丝、胡萝卜丝原料混合在一起，放入卷中并开始卷，借用帘子的力量往前卷，卷好后快刀切段后。

【用法】佐餐食用。

【功效】利尿消肿，降糖降脂。适用于失眠、高血压、肥胖症患者。

南瓜拌饭

【原料】南瓜 100 克，大米、白菜叶各 50 克，食盐、食用植物油、高汤。

【制作】南瓜去皮、瓤，切碎粒。白菜叶切小片。大米在清水中浸泡约 1 小时。锅中加入高汤煮沸，下大米同煮，煮沸后加南瓜粒、白菜叶，煮至米、瓜熟烂，加熟食用植物油、食盐。

【用法】佐餐食用。

【功效】降脂降压，利尿通便。适用于糖尿病、肥胖症患者。

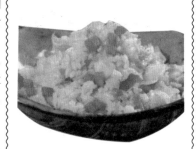

双瓜玉米窝头

【原料】冬瓜 300 克，地瓜 200 克，玉米粉 100 克，食盐 5 克，葱、姜各 10 克。

【制作】冬瓜、地瓜皆去皮，切细末。冬瓜末、地瓜末同放碗中，加葱、姜、食盐、玉米粉调匀，捏成窝头状，上笼旺火蒸 20 分钟。

【用法】佐餐食用。

【功效】利尿降压，利胆降脂。适用于肥胖症患者。

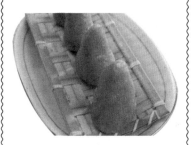

三文鱼握寿司

【原料】寿司米 250 克，鱼生酱油 50 克，寿司醋 50 克，三文鱼 250 克。

【制作】准备寿司饭。将寿司米浸泡半小时，用电饭煲煮熟。将煮熟的饭打散，并按 500 克米、100 毫升寿司醋的比例拌匀放凉，饭拌到有一定黏性。鱼生切成长 9 厘米、宽 3 厘米的薄片，将三文鱼放在干净的毛巾上去净水分，将处理好的一块三文鱼放在左手掌中间，右手握实约 18 克的寿司饭团。把握好的饭团放在左手的鱼生上，右手拇指、示指轻轻在四边捏几下，右手示指用力将饭团和三文鱼压在一起，示指尖的方向比示指尾的方向略高，即可。

【用法】佐餐食用。

【功效】降低血脂，降低血压。适用于肥胖症患者。

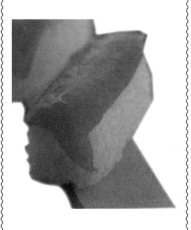

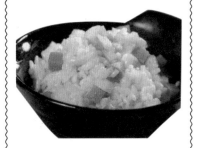

南瓜山药蒸饭

【原料】米饭 200 克，南瓜 30 克，山药 20 克，食用植物油、食盐。

【制作】山药洗净，去皮，切丁。南瓜去皮、瓤，洗净，切丁。米饭中拌入山药丁和南瓜丁后，再加食用植物油、食盐调味，放入蒸锅内中火蒸 15 分钟。

【用法】佐餐食用。

【功效】降脂降糖降压，滋养强壮。适用于高血压、肥胖症患者。

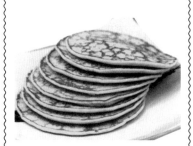

玉米饼

【原料】玉米粉 100 克，面粉 50 克，鸡蛋 150 克，牛奶 80 毫升，糖、黄油、玉米油。

【制作】玉米粉、面粉混合拌匀，过筛。黄油软化。鸡蛋打散，加入糖，用打蛋器打发，倒入黄油、牛奶搅匀，再放入玉米粉、面粉，轻轻拌匀。平底锅入少许玉米油烧热，将调好的玉米面糊舀入锅中，摊成薄饼，小火煎熟。

【用法】佐餐食用。

【功效】美肤护肤，利尿降脂降压。适用于肥胖症患者。

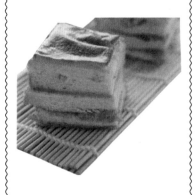

总汇三明治

【原料】全麦吐司 1 片（约 50 克），生菜 1 片（约 50 克），番茄 1/2 个（约 50 克），鸡蛋 1 个，洋葱 1 个（约 30 克）。

【制作】生菜洗净，沥干水分，撕成面包大小，番茄、洋葱洗净，横切成薄片备用。鸡蛋均匀打散，倒不粘锅中煎熟。全麦吐司放入烤箱，烤至金黄色，对切成半。吐司上依序放上生菜、番茄、洋葱、煎蛋，再盖上一层吐司。

【用法】佐餐食用。

【功效】清热安神，消脂减肥。适用于肥胖症患者。

养生五米饭

【原料】大米 50 克，黑米、小米、红豆、泰国香米各 20 克，食用植物油、食盐。

【制作】将红豆洗净，用温水泡 5 小时。大米、黑米、小米、泰国香米分别洗净，连同泡好的红豆放入电饭锅，加水适量，再放入少许食用植物油、食盐，蒸熟。

【用法】佐餐食用。

【功效】补血降脂，促进消化。适用于肥胖症患者。

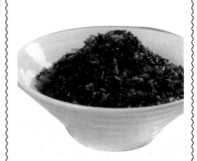

火腿煎蛋三明治

【原料】切片面包 2 片，火腿片 1~2 片，鸡蛋 1 个，圆生菜叶、番茄少许，黄瓜若干片，蛋黄酱。

【制作】番茄洗净切成片，黄瓜切 3~4 片。在平底锅加 1 小匙油，热后打入 1 个鸡蛋煎成荷包蛋。将切片面包单面涂抹蛋黄酱。逐层放上火腿片、煎蛋、圆生菜叶、番茄片、黄瓜片，再将第二片面包盖上。在三明治上切对角线，如不喜食面包边，可将四周面包边切掉后再对角线切。

【用法】佐餐食用。

【功效】养胃生津降脂。适用于肥胖症患者。

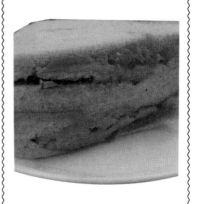

黄瓜饭

【原料】黄瓜 2 根，胡萝卜、洋葱、火腿少许，酱油、米饭。

【制作】黄瓜、洋葱、胡萝卜、火腿切丁备用。热油，先放葱花爆香锅，下除黄瓜外的所有丁翻炒，加蚝油和酱油，再加黄瓜丁和米饭，炒散米饭。

【用法】佐餐食用。

【功效】燃烧脂肪，促进排泄。适用于肥胖症患者。

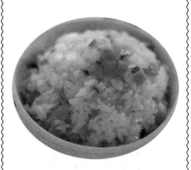

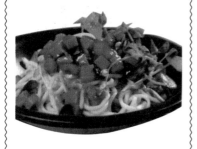

冬菇凉面

【原料】凉面200克，水发玉兰片、水发冬菇各50克，鲜豌豆苗、葱花、食用植物油、料酒、酱油、食盐、香油。

【制作】玉兰片、冬菇切丁。鲜豌豆苗焯熟，沥干，晾凉。锅倒油烧热，爆香葱花，下冬菇、玉兰片煸炒，烹酱油、料酒、食盐，小火将玉兰片、冬菇煨熟。将酱油、食盐、香油一同放在碗内，再放入凉面，浇上冬菇丁、玉兰片，撒豌豆苗。

【用法】佐餐食用。

【功效】提高机体免疫功能。适用于高血脂、肥胖症患者。

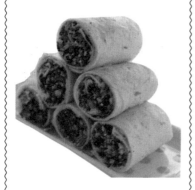

酱菜煎饼卷

【原料】普通面150克，绿豆面150克，薄脆2个，鸡蛋3个，香菜、生菜、熟芝麻、香葱。

【制作】温水和成面糊。薄脆2个、香菜、鸡蛋3个打散，电饼铛（或平底锅）烧热，放少许油。将面糊一小匙倒在饼铛里，用木铲慢慢摊开，倒上蛋液。将蛋液涂抹均匀，撒上熟芝麻。见鸡蛋凝固，把煎饼翻面，用刷子将酱料涂抹在煎饼上，撒上葱、香菜，放上生菜，卷成煎饼卷。

【用法】佐餐食用。

【功效】凉血平肝，清热解毒。适用于肥胖症患者。

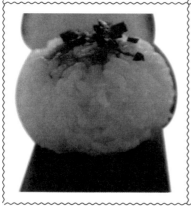

紫苏牛蒡饭团

【原料】牛蒡丝60克，干紫苏末1大匙，米饭200克，酱油1小匙，香油1小匙，白芝麻1小匙，食盐适量。

【制作】将牛蒡丝放入加食盐的沸水中汆烫，烫熟后捞起切末，与酱油、香油、食盐拌匀后备用。将牛蒡包入米饭中，将饭团成圆形后，表面蘸上干紫苏末和白芝麻。

【用法】佐餐食用。

【功效】滑肠通便，减少毒素。适用于肥胖症患者。

番茄炝锅面

【原料】番茄 1 个，挂面 200 克，菠菜少许，葱花、食盐、酱油、食用植物油。

【制作】将番茄洗净，切成小片。菠菜洗净，切段。锅内倒入食用植物油烧热，将葱花煸香，放入番茄片翻炒均匀，加水烧沸。将挂面下锅内，搅散煮熟，放菠菜段，待煮沸后加食盐、酱油调味。

【用法】佐餐食用。

【功效】凉血平肝，去脂解毒。适用于高血压、肥胖症患者。

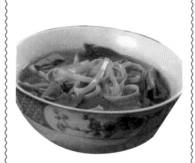

番茄凉面

【原料】番茄 60 克，番茄汁 60 毫升，橄榄油 1 小匙，低脂火腿 30 克，绿芦笋 30 克，细面条 50 克，醋半小匙，食盐、黑胡椒粉少许。

【制作】锅中加水，烧沸后加入食盐和橄榄油，再加入面条煮 5 分钟，捞出后浸泡冰水 1 分钟后捞出备用。将番茄切丁后，倒入油锅中翻炒，中火加热搅至沸腾，加入火腿、芦笋、醋、食盐、胡椒继续翻炒，即成调味酱。将酱料淋在面条上，拌匀。

【用法】佐餐食用。

【功效】润肠通便，帮助消化。适用于肥胖症患者。

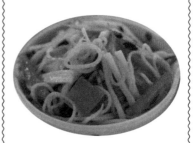

橘汁烧肉饭团

【原料】猪肉片 1 大匙，糙米 200 克，海苔片 1 大匙，橘子汁 1 大匙，酱油 1/2 小匙，姜泥 5 克，香油 1 小匙。

【制作】将提前腌制好的猪肉片放入平底锅中煎熟，分成 2 等份备用。将糙米蒸熟，与橘子汁、酱油、姜泥、香油拌匀后备用。将海苔片摊平，铺上腌制好的糙米饭包裹后装入便当盒，食用时配以煎熟的猪肉片。

【用法】佐餐食用。

【功效】促进生长，延缓衰老。适用于肥胖症患者。

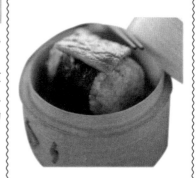

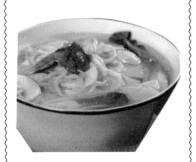

口蘑豆腐汤面

【原料】豆腐 500 克，面条 200 克，口蘑 50 克，冬笋小片、油菜小片各 25 克，食盐、高汤、食用植物油。

【制作】面条煮熟，盛出。豆腐切小片，略焯后捞出，过凉，沥干。口蘑洗净切片，略焯捞出。高汤大火煮沸，下豆腐片、口蘑片煮沸，撇浮沫，下食盐、油菜、冬笋片烧入味，淋熟食用植物油。

【用法】佐餐食用。

【功效】营养丰富，预防肥胖。适用于高血脂、肥胖症患者。

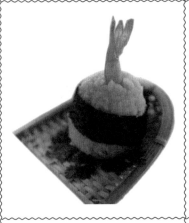

鲜虾饭团

【原料】米饭 220 克，南极虾 30 克，海苔片、酱油、食盐。

【制作】将南极虾用食盐腌制片刻后煮熟、备用。在米饭中加入少许食盐、酱油，搅拌后将煮好的南极虾包入米饭中，捏成圆形，将海苔片摊平，铺上腌制好的糙米饭包裹后装入便当盒。

【用法】佐餐食用。

【功效】开胃化痰，益气滋阳。适用于肥胖症患者。

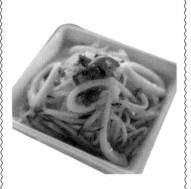

章鱼凉面

【原料】面条 50 克，龙须菜 50 克，章鱼 100 克，酱油 1 小匙，蒜泥 1/2 小匙。

【制作】面条放入开水中煮约 3 分钟，捞出后放入冰水中过凉，沥干水分后备用。将龙须菜和章鱼放入开水中煮熟，捞出后将章鱼切块、龙须菜切段。将酱油、蒜泥调成酱汁，浇在面条上，将章鱼和龙须菜摆在面条上，食用时均匀搅拌。

【用法】佐餐食用。

【功效】清热解毒，利湿助消化。适用于肥胖症患者。

素什锦炒面

【原料】香菇、胡萝卜丝、圆白菜、豆芽各 50 克，挂面 200 克，食用植物油、食盐。

【制作】圆白菜洗净，切粗丝。香菇泡发后，洗净切片。豆芽摘去头尾，洗净。挂面略煮至熟，捞出。锅倒油烧热，加圆白菜丝、香菇片、胡萝卜丝、食盐炒熟，加豆芽、煮好的挂面，略拌炒起锅。

【用法】佐餐食用。

【功效】健胃明目，帮助消化。适用于肥胖症患者。

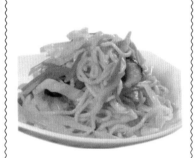

蔬菜魔芋凉面

【原料】魔芋面条 100 克，蟹味菇 30 克，茼蒿 70 克，苹果 60 克，胡萝卜 10 克，醋 1 小匙，海鲜酱油 2 大匙，沙拉酱 1 大匙。

【制作】将魔芋面条、蟹味菇和茼蒿分别放入锅中煮熟，捞出后放凉水中浸泡、捞出备用。将苹果洗净后切条。将胡萝卜、醋、沙拉酱、海鲜酱油调成酱汁、搅拌均匀。魔芋面条放入容器中，将蟹味菇、茼蒿、苹果、胡萝卜码放在面条上，食用时淋上酱汁。

【用法】佐餐食用。

【功效】清洁肠胃，帮助消化。适用于肥胖症患者。

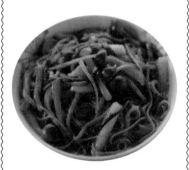

糙米健康饭团

【原料】紫米 55 克，薏仁粉 15 克，熟白果粉 15 克，食盐 1 小匙。

【制作】将紫米煮成糙米饭，晾凉备用。将紫米、熟薏仁粉、熟白果粉、食盐共同搅拌后包裹成饭团，将海苔片摊平，铺上紫米饭团裹后装入便当盒。

【用法】佐餐食用。

【功效】加速肠道蠕动，滋阴养颜。适用于肥胖症患者。

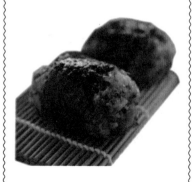

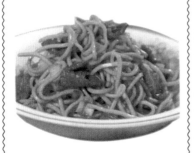

葱爆羊肉炒面

【原料】羊腿肉薄片50克，八成熟面条200克，葱末、蒜末、花椒粉、料酒、酱油、食盐、醋、食用植物油、香油。

【制作】将葱末、食用植物油、酱油、食盐、料酒、花椒粉、羊肉片拌好放在碗里。油锅烧热，爆香蒜末，将羊肉片倒入，用大火快炒几下，加香油、醋调味后，放入面条，翻炒熟。

【用法】佐餐食用。

【功效】益气健脾，温中暖肾。适用于肥胖症患者。

萝卜牛腩面

【原料】面条100克，牛腩50克，白、红萝卜50克，油菜50克，八角2个，葱、食盐、陈皮。

【制作】洗过的牛腩放入砂锅，再加上葱姜和陈皮，也可以加两个八角。大火烧开后改小火慢炖。炖汤的时候，可以洗白、红萝卜和油菜，白、红萝卜去皮后切成块，等锅里的牛肉炖烂后下切块的萝卜，同时根据自己的口味加食盐调味。再炖上半个小时关火。另取一锅，加水煮面，面煮好后捞出，盛在大碗里，再浇上炖好的清汤萝卜牛腩。

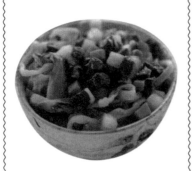

【用法】佐餐食用。

【功效】改善贫血，增强免疫力。适用于肥胖症患者。

烤牛肉卷莲藕饭盒

【原料】薄牛肉片100克，黄瓜25克，莲藕20克，糙米20克。

【制作】牛肉腌制后，放入烤箱中，中火烘烤10分钟后，取出备用黄瓜切丝后铺于烤好的牛肉片上，卷好后用牙签固定。将莲藕和糙米共制成米饭，将牛肉卷点缀在上面。

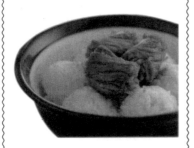

【用法】佐餐食用。

【功效】清热润肺，健脾助消化。适用于肥胖症患者。

鲜虾海藻凉面

【原料】鲜虾 50 克，生菜 30 克，紫甘蓝 5 克，海藻面条 50 克，白芝麻 1 小匙，酱油 1/2 小匙。

【制作】将海藻面条放入锅中煮 5 分钟后捞出，放入凉水中过凉。捞出后放入盘中，撒少许白芝麻。将鲜虾放入开水中煮熟后捞出，放入凉水中过凉，沥干水分后摆放在面条上。将生菜和紫甘蓝切丝后放入盘中。食用时，加入少许酱油和食盐，搅拌均匀。

【用法】佐餐食用。

【功效】开胃化痰，消脂减肥。适用于高脂血症、肥胖症患者。

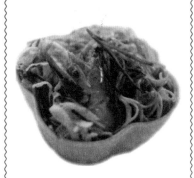

五香猪排包

【原料】猪里脊肉 60 克，圣女果 240 克，生菜 15 克，馍 1 个，五香粉 1 小匙，食盐 1 小匙，酱油、花生粉、香菜末。

【制作】将馍放入锅中蒸熟后切口备用。将猪里脊肉放在锅中煎熟备用。将猪里脊肉刷五香粉、酱油、花生粉、食盐后与香菜末、生菜一同夹入馍中。食用时，与圣女果一同食用。

【用法】佐餐食用。

【功效】延缓衰老，减少皱纹。适用于肥胖症患者。

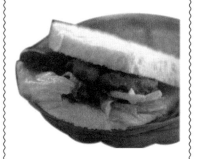

大虾握寿司

【原料】大虾 5 只，米饭 100 克，海苔 2 大片，酱油、芥末适量。

【制作】将虾洗净处理完毕后，去壳，将虾仁从尾部沿脊部用牙签贯穿，放入开水锅中煮熟，取出待其冷却后再抽出牙签，可保持煮熟的虾仁不弯曲。将芥末涂在虾上。把煮好的米饭翻松晾凉。用海苔片裹紧米饭与虾，用刀将寿司卷切段。食用的时候蘸酱油。

【用法】佐餐食用。

【功效】开胃化痰，化瘀解毒。适用于肥胖症患者。

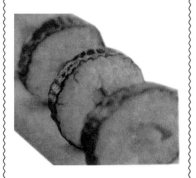

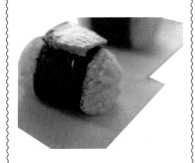

南瓜培根饭团

【原料】南瓜泥 20 克，米饭 200 克，海苔 1 片，培根 10 克，白芝麻、食盐、黑胡椒粉少许。

【制作】将南瓜蒸熟后捣成南瓜泥，米饭蒸熟后备用将培根片涂抹上食盐和黑胡椒粉后，放入烤箱中以 200℃炉温烘烤 5 分钟，取出后切成 2 等份。将米饭、南瓜泥拌匀，卷入海苔片中，并配以培根片食用。

【用法】佐餐食用。

【功效】降低血脂，美容养颜。适用于肥胖症患者。

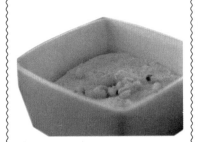

蔬菜薏仁蛋便当

【原料】薏仁 15 克，鸡蛋 1 个，木耳 40 克，绿豆粉 120 克，火腿片 40 克，金针菇 60 克，姜、食盐、醋、香油、糖、酱油、胡椒粉。

【制作】鸡蛋清打散后，加入薏仁和食盐、胡椒调味后，放入锅中蒸熟后取出备用。将木耳和金针菇放入开水中汆烫后捞出沥干，与绿豆粉及火腿丝拌匀。蔬菜和蛋羹分别装入便当盒，将醋、酱油、香油、糖、姜混合成酱汁。食用时蘸食。

【用法】佐餐食用。

【功效】清胃涤肠，利水健脾。适用于肥胖症患者。

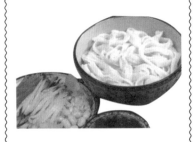

炸酱面

【原料】全麦面条 60 克，黄豆肉末 200 克，黄酱 1/2 袋，红心萝卜 1/4 根，豆芽少许，小黄瓜 1/2 根。

【制作】红心萝卜、小黄瓜去皮切丝，黄豆、豆芽洗净汆烫。面条放入沸水中煮 6 分钟熟透，捞起沥干。肉末与黄酱放入锅中，搅拌翻炒均匀成酱汁。碗中装面条，铺上红、白萝卜丝，小黄瓜丝、黄豆、豆芽并淋上酱汁。

【用法】佐餐食用。

【功效】解渴利尿，帮助消化。适用于口腔溃疡、肥胖症患者。

番茄蘑菇蛋卷

【原料】鸡蛋 3 个，火腿丁 50 克，蘑菇丁 50 克，熏三文鱼丁 50 克，番茄丁 50 克，洋葱细丁 25 克，菜油 20 克，食盐、白胡椒。

【制作】锅中加入少许油，火腿丁、蘑菇丁、三文鱼丁、番茄丁、洋葱细丁放入锅中同炒，放入食盐、白胡椒等，炒熟后盛出备用。锅中倒入少许油，加热后，倒入蛋液，摆动并继续搅动锅，使其成为一个平蛋形饼。当蛋饼开始凝固时，加入炒好的备料，将蛋饼折叠后，使表面成为金黄色。

【用法】佐餐食用。

【功效】强健血管，降低血脂。适用于动脉硬化、肥胖症患者。

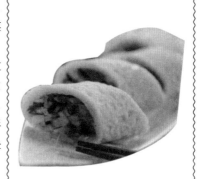

鲑鱼蒸饭

【原料】鲑鱼 100 克，米饭 200 克，胡萝卜、水发香菇各少许，食用植物油、食盐、料酒、淀粉。

【制作】胡萝卜、香菇分别洗净，切成小块。锅内倒入食用植物油烧热，下胡萝卜块、香菇块、食盐略炒。鲑鱼洗净，切片，用食盐、料酒、淀粉拌匀，下热油锅滑炒，捞出备用。将炒好的胡萝卜块、香菇块、鲑鱼放在米饭上，上蒸锅，大火蒸 5 分钟。

【用法】佐餐食用。

【功效】消除水肿，降压降脂。适用于高血压、高血脂、肥胖症患者。

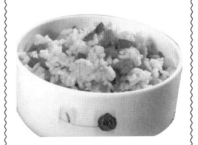

彩蔬蒸饭

【原料】大米 200 克，红椒、青椒、胡萝卜、红薯。

【制作】红薯去皮洗净，切成细丁备用。红椒、青椒、胡萝卜分别洗净，切成小碎块。大米洗净，连同红薯丁、红椒丁、青椒丁、胡萝卜丁、水放入电饭锅中，蒸熟。

【用法】佐餐食用。

【功效】利肠通便，保健脾胃。适用于肥胖症患者。

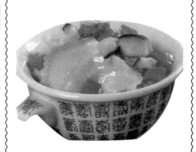

第二节　瘦　身　粥

黄瓜绿豆粥

【原料】黄瓜 40 克，绿豆 40 克，大米 120 克。

【制作】将绿豆洗干净，黄瓜洗净切丁备用。将大米洗干净，锅中放水，放入大米用大火煮。煮至半开时，加入绿豆，煮至绿豆快烂时，再加入黄瓜丁熬煮成粥。待绿豆煮成烂熟时食用。

【用法】佐餐食用。

【功效】清热利水，解毒消肿。适用于肥胖症患者。

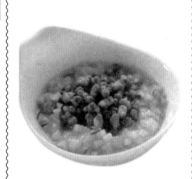

燕麦甘薯粥

【原料】燕麦片、红薯各 100 克，粳米 80 克。

【制作】红薯去皮，切成方块。粳米洗净，放入砂锅中，加清水大火煮开，加入红薯块一起熬制。待粥体黏稠后加入燕麦片，再煮 3~5 分钟。

【用法】佐餐食用。

【功效】抗氧化，降脂降糖。适用于肥胖症患者。

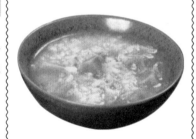

窈窕糙米粥

【原料】糙米 180 克，芹菜 60 克，樱花虾 100 克，食盐 1 小匙，香油 1 小匙。

【制作】糙米、樱花虾洗净，芹菜洗净、切末。锅中倒入 3 杯水煮开，加入糙米及樱花虾用小火煮至软烂，再加入食盐煮匀，撒芹菜、淋香油。

【用法】佐餐食用。

【功效】利尿消肿，清热解毒。适用于肥胖症患者。

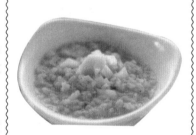

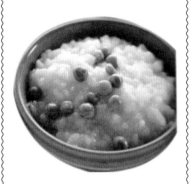

青豆粥

【原料】青豆 60 克，大米 120 克，食盐少许。

【制作】将青豆和大米洗干净，备用。锅中放水，放入大米用大火煮，约 20 分钟至半开时，放入青豆，改成小火煮。大约 20 分钟后待青豆烂熟时食用。

【用法】佐餐食用。

【功效】健胃整肠，消炎杀菌。适用于肥胖症患者。

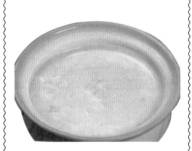

南瓜燕麦奶粥

【原料】燕麦 50 克，南瓜 250 克，牛奶适量。

【制作】南瓜洗净，去皮、瓤，切成薄片，入蒸锅蒸熟。蒸好的南瓜片放入搅拌机中打成泥。燕麦用温牛奶泡开。将南瓜泥拌入牛奶燕麦中。

【用法】佐餐食用。

【功效】促进肠道排毒，美容养颜。适用于肥胖症患者。

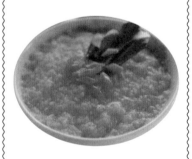

玉米面青菜粥

【原料】玉米面 100 克，红肠 25 克，青菜 25 克。

【制作】玉米面用水搅成面糊，可少加点小苏打。锅内水烧开，倒入面糊，迅速不停地按一个方向搅动。开锅后转小火，加入切碎的红肠和青菜，继续煮和搅动。开锅后，小火再煮 3 分钟。

【用法】佐餐食用。

【功效】软化血管，消脂减肥。适用于高血压、肥胖症患者。

芋头粥

【原料】芋头 100 克，酱油、食盐。

【制作】将芋头皮剥掉切成小块，用食盐腌一下再洗净。将芋头炖烂后捣碎并过滤。将芋头放在小锅里煮，并不时地搅动，煮至黏稠后加酱油调味食用。

【用法】佐餐食用。

【功效】解毒散结，益胃健脾。适用于肥胖症患者。

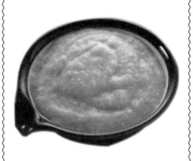

山药胡萝卜芹菜粥

【原料】大米 60 克，山药、白萝卜各 30 克，芹菜 25 克，香菜末、食盐、胡椒粉。

【制作】大米淘洗干净，用水浸泡约 1 小时。山药和白萝卜去皮，洗净，切丁。芹菜洗净，切丁。锅内加适量水煮开，放入大米、山药、白萝卜再煮滚，改小火煮约 30 分钟，加食盐拌匀。锅中加入芹菜末、香菜末及胡椒粉拌匀。

【用法】佐餐食用。

【功效】降低血脂，健脑镇静。适用于肥胖症患者。

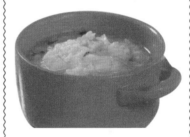

麦片牛奶粥

【原料】牛奶 1 瓶，麦片 25 克，糖或食盐少许。

【制作】将 25 克干麦片放一盆清水中浸泡，直到麦片变软为止。把牛奶倒入锅中，煮开后再倒入麦片成糊状。装盘后，甜或咸可根据自己口味加放。

【用法】佐餐食用。

【功效】促进肠道消化，排除多余油脂。适用于高脂血症、肥胖症患者。

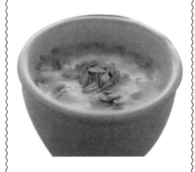

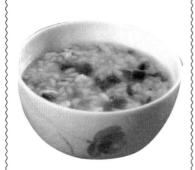

鸡肉皮蛋粥

【原料】鸡脯肉 50 克，米饭 1/4 碗，海带清汤 300 毫升，菠菜碎 20 克，皮蛋 1 个，酱油、糖。

【制作】将鸡脯肉洗净切块，加入适量酱油和糖稍腌一下。皮蛋切成小丁，备用。米饭用海带清汤煮一下，再放入菠菜碎、鸡肉块同煮，粥将成时放入皮蛋丁，稍煮片刻。

【用法】佐餐食用。

【功效】益气养血，温中健脾。适用于肥胖症患者。

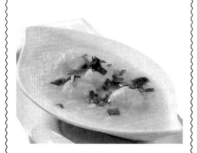

鱼丸韭菜粥

【原料】大米 100 克，鱼丸 10 个，韭菜 50 克，食盐、胡椒粉。

【制作】大米淘洗干净。韭菜择洗净，切末。大米和适量清水一同放入碗中，以大火煮沸，再转用小火熬煮 20 分钟至粥成。锅中加入鱼丸再煮 5 分钟，加韭菜末、食盐至熟，撒上胡椒粉。

【用法】佐餐食用。

【功效】补肾温阳，行气理血，助消化。适用于胸痹疼痛、肥胖症患者。

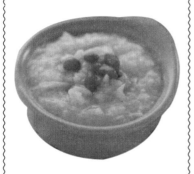

山药枸杞莲子粥

【原料】荞麦米 25 克，高粱米 25 克，燕麦片、绿豆、黄豆、薏仁米、莲子、枸杞、淮山药共 25 克。

【制作】把配好的粥料冲洗干净后，放在水里浸泡 2 小时左右，山药去皮切小块。把泡好的配料倒入砂锅内，煮粥时先用大火，煮沸后调成小火，再煮 60 分钟即可。

【用法】佐餐食用。

【功效】健脾补肺，养心安神。适用于失眠、肥胖症患者。

姜汁冬瓜粥

【原料】冬瓜 500 克、大米 100 克、火腿末少许。食用植物油、葱末、姜汁、食盐。

【制作】将冬瓜去皮、瓤，切成小块。大米洗净，备用。锅内倒入适量食用植物油烧热，下葱末炝锅，加入冬瓜块、火腿末、清水、姜汁、大米，大火煮沸后，再改用小火煮至粥成，用食盐调味。

【用法】佐餐食用。

【功效】降压利尿，减肥强身。适用于肥胖症患者。

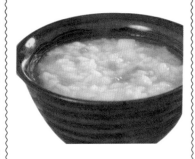

番茄银耳小米粥

【原料】小米 100 克，番茄 100 克，银耳 10 克，冰糖、湿生粉。

【制作】将小米放入凉水中浸泡 1 小时，番茄洗净切成小片，银耳用温水泡发后切成小片。将银耳放入锅中，加水大火烧开，改用文火炖烂，再加入番茄、小米一并烧煮，待小米煮稠后加入冰糖。

【用法】佐餐食用。

【功效】生津止渴，凉血平肝。适用于肥胖症患者。

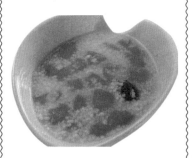

红枣薏米粥

【原料】薏米 50 克，糯米 50 克，红枣 10 颗，冰糖 1 块。

【制作】薏米洗净用凉水泡 2~4 小时。先将薏米放电饭锅中煮开，去沫，放入洗净的糯米煮开。把煮开的糯米转入电饭煲放入红枣保温焖 40 分钟左右。等到粥黏稠了，放入冰糖，按煮饭键煮开，断开电源焖 10 分钟即可。

【用法】佐餐食用。

【功效】补气清肠，健脾利湿。适用于肥胖症患者。

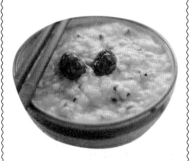

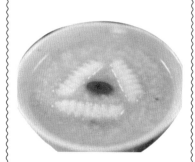

冬瓜糯米粥

【原料】糯米 50 克，冬瓜 60 克，枸杞子 10 克，食盐。

【制作】糯米洗净后用水浸泡 2 小时。冬瓜洗净去皮，切长条。枸杞子洗净。锅内倒适量清水煮沸，放入糯米，大火煮沸后转小火，熬煮约 30 分钟后，加冬瓜条、枸杞子、食盐，继续小火熬煮至冬瓜成透明状，调味。

【用法】佐餐食用。

【功效】减肥强身，护肤美容。适用于肥胖症患者。

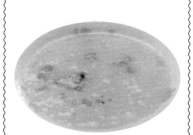

海米苦瓜粥

【原料】大米 200 克，水发海米 50 克，苦瓜 1 根，食盐、胡椒粉。

【制作】将大米用清水淘洗净，控干水分。苦瓜一切两半，去掉皮、内瓤，洗净切丁，用开水焯一下。锅内加适量水烧开，加入洗净的大米用大火煮开，再转中火煮 30 分钟，加入水发海米和苦瓜丁煮熟，调入调味料。

【用法】佐餐食用。

【功效】凉血解毒，清热去暑。适用于肥胖症患者。

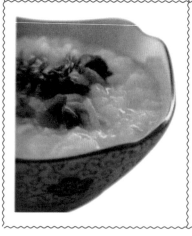

夏枯草瘦肉粥

【原料】夏枯草 50 克，红枣 10 粒，瘦肉 250 克，米 50 克，枸杞适量。

【制作】夏枯草用清水浸透，洗净备用，红枣去核，枸杞用清水洗净，备用。瘦肉用清水洗净，于沸水中煮数分钟，捞起沥干水分。煲中注入清水，放入全部材料，猛火煲滚，再用慢火煲 120 分钟，调味饮用。

【用法】佐餐食用。

【功效】清热散结，降脂降压。适用于高血压、肥胖症患者。

薏米薄荷粥

【原料】薏米 150 克，薄荷、荆芥各 15 克，豆豉 50 克，葱、食盐。

【制作】豆豉、薄荷、荆芥洗净，同葱段一起放入锅中。锅中加入适量水，先用大火煮沸，转小火继续煮 10 分钟，滤渣取汁，备用。薏米洗净后与药汁一同倒入锅内，中火煮至薏米熟烂，加入少许食盐调味。

【用法】佐餐食用。

【功效】利水健脾，清热排脓。适用于肥胖症患者。

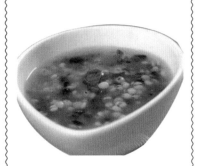

海带皮蛋粥

【原料】去壳皮蛋 1 只，海带 80 克，大米 120 克，陈皮 5 克，食盐适量。

【制作】将海带浸透，洗净，切成细丝。将大米、陈皮分别洗净。皮蛋切块。把全部用料放入沸水锅中，用旺火煮沸后改为文火熬成粥，加入适量食盐调味，再煮沸。

【用法】佐餐食用。

【功效】调节免疫，排脂解毒。适用于甲状腺肿大、高血压、高血脂、肥胖症患者。

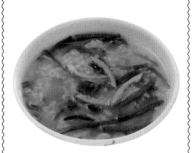

鱼头香菇粥

【原料】香菇 30 克，鱼头 1 个（500 克），料酒 10 克，米 50 克，姜 5 克，食盐、葱、香油。

【制作】将香菇洗净，一切两半。鱼头洗净，去鳃，剁成 4 块。姜切片，葱切段。将香菇、鱼头、料酒、姜、葱、米同放炖锅内，加水 1800 毫升，先用大火烧沸，再用小火煮 30 分钟，加入食盐、香油。

【用法】佐餐食用。

【功效】降低血脂，延缓衰老。适用于高脂血症、肥胖症患者。

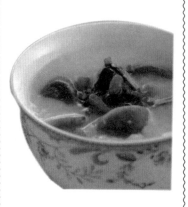

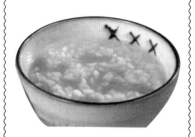

红薯粥

【原料】红薯 250 克，大米 100 克，糖。

【制作】将红薯洗净，去皮，切块。大米洗净。将大米和红薯块放入锅内加水熬煮。先用大火煮沸，转小火继续煮 25 分钟，待粥熟烂即可。

【用法】佐餐食用。

【功效】健脾胃，养心神。适用于肥胖症患者。

薏苡仁山楂红豆粥

【原料】干山楂 50 克，薏苡仁 40 克，粳米 200 克，红豆 30 克。

【制作】将薏苡仁、红豆入蒸锅蒸熟。山楂入清水锅中煎煮取汁。粳米淘洗干净。将砂锅置火上，放入山楂汁、粳米和适量清水，同煮成粥，待粥将熟时，倒入蒸熟的薏苡仁、红豆，再煮 5~10 分钟食用。

【用法】佐餐食用。

【功效】利水健脾，清热排脓。适用于肥胖症患者。

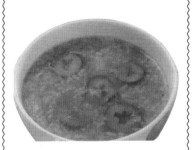

莲桂红枣粥

【原料】桂圆肉 30 克，枸杞 5~6 粒，莲子 60 克，糯米 50 克，红枣 5~6 粒。

【制作】将桂圆肉、糯米、红枣、枸杞分别用清水洗净；莲子洗净，去心。锅中放入清水，大火烧开，放入全部材料，煮开后改用中火继续煮至糯米开花即可。

【用法】佐餐食用。

【功效】降脂降压，调节人体免疫。适用于肥胖症患者。

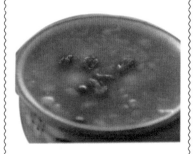

绿豆莲子荷叶粥

【原料】绿豆，莲子，荷叶。

【制作】将绿豆淘洗干净后，用清水泡 2 小时左右。莲子洗净泡好。荷叶洗净，切块。锅中倒入适量清水，放入绿豆煮沸，放入莲子，再次煮沸后，改小火熬煮成粥，放入荷叶块烧煮片刻即成。

【用法】佐餐食用。

【功效】清热解毒，消暑利水。适用于高血压、肥胖症患者。

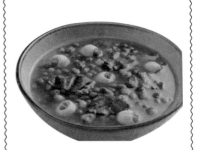

枸杞山药粥

【原料】鸡胸肉 30 克，山药 20 克，米 50 克，枸杞 10 克，葱花、食盐少许。

【制作】鸡胸肉切丁，用沸水氽烫。山药削皮切块，米洗净。锅中加水，放入米、鸡胸肉、山药和枸杞，先以大火煮沸，再转小火煮成粥。撒些葱花，加食盐即完成。

【用法】佐餐食用。

【功效】美容养颜，延年益寿。适用于便秘、痔疮、肥胖症患者。

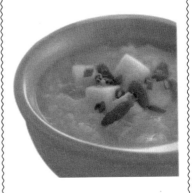

南瓜粥

【原料】大米 100 克，南瓜 280 克，鲜百合 35 克，冰糖。

【制作】大米洗净，水烧开，将米放沸水中，改用中火煲 40 分钟。将南瓜切块后放入粥内，续煮 20 分钟，加入冰糖调味。放入鲜百合瓣，翻沸便成。

【用法】佐餐食用。

【功效】补中益气，降脂降压。适用于糖尿病、肥胖症患者。

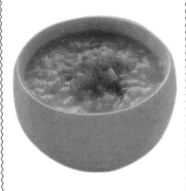

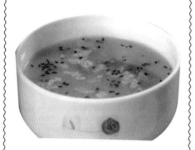

核桃芝麻粥

【原料】核桃仁100克，黑芝麻，面粉适量。

【制作】核桃仁、黑芝麻分别放入干锅中小火略炒，盛出，备用。将核桃仁、面粉、黑芝麻，倒入锅中煮熟。

【用法】佐餐食用。

【功效】健脑，通便。适用于便秘、肥胖症患者。

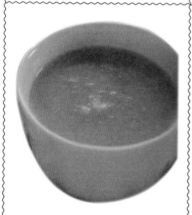

玉米粥

【原料】玉米粉60克，牛奶500克，鸡蛋2枚。

【制作】玉米粉加入牛奶调成糊，锅内加水烧沸后把牛奶玉米糊倒在锅里不停地搅拌。用文火煮5分钟后把打散的鸡蛋淋在粥锅内，边倒边搅，熟后关火。

【用法】佐餐食用。

【功效】消脂减肥，排除毒素。适用于肥胖症患者。

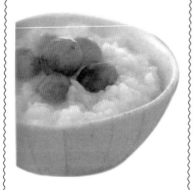

葡萄粥

【原料】葡萄30克，大米80克。

【制作】将葡萄洗干净，去皮。将大米洗干净，锅中放水，放入大米用大火煮。煮至半开时，放入葡萄粒拌匀熬煮成粥。

【用法】佐餐食用。

【功效】补益气血，通利小便。适用于肥胖症患者。

香蕉葡萄粥

【原料】香蕉 1 根，葡萄干 20 克，熟花生适量，圆糯米 150 克。

【制作】将香蕉剥皮，切成小丁。葡萄干洗净。熟花生去皮后用刀剁碎。圆糯米洗净后用水浸泡 1 小时。锅内倒入清水和圆糯米，大火煮沸后，转小火熬煮 1 小时左右。将葡萄干、放入粥中，熬煮 20 分钟后加入香蕉丁、花生碎。

【用法】佐餐食用。

【功效】清热解毒，利尿消肿。适用于便秘、肥胖症患者。

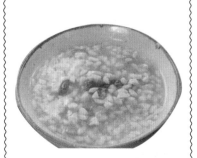

黑豆高粱粥

【原料】高粱米 150 克，黑豆 50 克，桂花、食用碱粉、枸杞适量。

【制作】分别将高粱米、黑豆淘洗干净。先将黑豆放入砂锅中，添加适量清水和少许食用碱粉煮至半熟待用。锅上火添加少量水和高粱米烧开，待高粱米将要煮开花时，倒入黑豆及其煮黑豆的汁水大火烧开，再转小火煮至粥汁黏稠时，调入桂花。

【用法】佐餐食用。

【功效】健脾养血，利湿开胃，降低尿酸。适用于痛风，尤其适宜伴有肥胖症、高脂血症、高血压等患者。

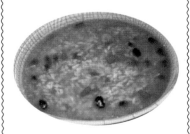

海带绿豆粥

【原料】海带 60 克，大米、绿豆各 50 克，食盐、香油。

【制作】将海带泡发，洗净，切丝。大米、绿豆分别洗净，在清水中浸泡 1 小时。把全部材料放入沸水锅中，大火煮沸后，转用小火煲成粥，加入少许食盐、香油调味。

【用法】佐餐食用。

【功效】降压，清热解毒。适用于高血压、肥胖症患者。

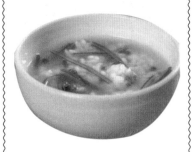

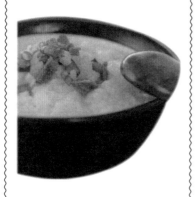

猪肝粥

【原料】猪肝 200 克，大米 100 克，葱花、料酒、淀粉、胡椒粉、姜末、食盐。

【制作】大米洗净，浸泡约 30 分钟，加入高汤熬煮成粥。猪肝切片，拌入料酒、食盐、水淀粉，余烫后捞出。在大米粥内放入猪肝片，加调料食盐、胡椒粉、香油调味后，再撒上葱花和姜末食用。

【用法】佐餐食用。

【功效】增强免疫力，抗衰老。适用于贫血、眼疲劳、肥胖症患者。

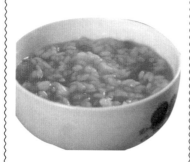

番茄米粥

【原料】番茄 1/2 个，米饭适量，海带清汤、食盐。

【制作】番茄去皮，切碎，备用。海带清汤与米饭一同倒入锅中，小火熬至熟烂。粥成时，放入番茄碎、食盐，稍煮片刻。

【用法】佐餐食用。

【功效】凉血平肝，清热解毒。适用于肥胖症患者。

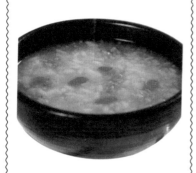

菊花双米粥

【原料】枸杞、干菊花各 3 克，小米 50 克，大米 100 克。

【制作】菊花、小米、大米分别洗净。枸杞在温水中泡好。锅中加入适量水烧沸，下大米与小米，沸后转小火继续煲约 30 分钟。加入菊花、枸杞、食盐、糖，继续煲 10 分钟至熟。

【用法】佐餐食用。

【功效】养肝明目，滋阴清肠。适用于肥胖症患者。

蚕豆粥

【原料】蚕豆 80 克，粳米 120 克，枸杞、食盐少许。

【制作】将蚕豆洗干净，去皮。将粳米洗干净，锅中放水，放入粳米用大火煮。煮至半开时，放入蚕豆、枸杞拌匀，改成小火一起熬煮成粥。待蚕豆煮成烂熟时，在煮好的粥里放入一些食盐食用。

【用法】佐餐食用。

【功效】利湿消肿，止血解毒。适用于便秘、糖尿病、肥胖症患者。

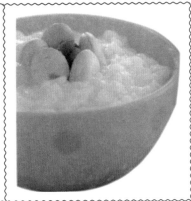

竹笋猪肉粥

【原料】竹笋 50 克，猪腿肉 100 克，大米 100 克，香菇、虾米各 10 克，胡萝卜 40 克，清水 200 毫升，食用植物油、食盐、白胡椒粉、芹菜末。

【制作】大米洗净，用食用植物油、食盐浸泡 30 分钟。竹笋、香菇、胡萝卜、猪腿肉切丝，入沸水氽烫捞起。炒锅置火上，倒入食用植物油，下虾米以中火煸炒，入竹笋、香菇、胡萝卜、猪肉丝、虾米及清水，以中火煮沸成馅料。砂锅内加适量清水，加大米煮至粥成，加馅料，煮沸。加食盐、白胡椒粉搅拌均匀，撒入芹菜末。

【用法】佐餐食用。

【功效】清热化痰，解渴除烦。适用于肥胖症、习惯性便秘、高血压患者。

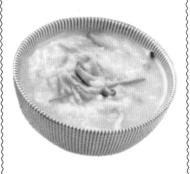

粳米胡萝卜粥

【原料】粳米 80 克，胡萝卜 200 克。

【制作】先将胡萝卜、洗净，切成小丁，将粳米淘洗干净，一起放入砂锅中，加水适量。再将砂锅置于旺火上煮成粥。粥熟食用。

【用法】每日早、晚餐食用。

【功效】养颜美容，降脂减肥。适用于高脂血症合并肥胖症患者。

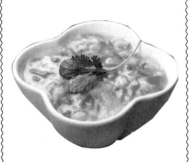

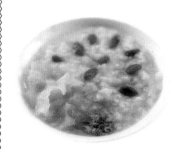

银耳菊花粥

【原料】银耳 30 克，菊花 10 克，糯米 150 克，枸杞适量。

【制作】将银耳洗净泡发，改成小朵。菊花洗净，糯米洗净。取瓦煲一个，加入适量清水，用中火煮沸，下入糯米，改用小火煲至糯米开花。再投入银耳、菊花、枸杞，继续用小火煲 15 分钟。

【用法】佐餐食用。

【功效】清热健胃，增加免疫力。适用于高脂血症、高血压及肥胖症患者。

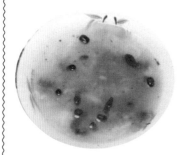

桂花赤豆粥

【原料】糯米 100 克，赤小豆 50 克，桂花适量。

【制作】分别将糯米、赤小豆淘洗干净，并用清水浸泡约 30 分钟。先将赤小豆放入锅中，加入适量清水大火烧沸，转小火慢煮。当上述赤小豆煮开花时，下糯米，继续煮至赤豆酥烂粥成时，调入桂花，再稍煮片刻。

【用法】佐餐食用。

【功效】健脾养血，利湿开胃，降低尿酸，降脂。适用于痛风，尤其适宜伴有肥胖症、高脂血症、高血压等患者。

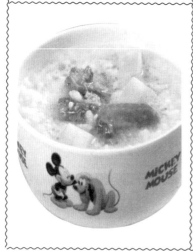

土豆鸡肉粥

【原料】鸡肉 50 克，大米 100 克，土豆 30 克，食盐适量。

【制作】将大米淘洗干净。鸡肉洗净，焯水。土豆洗净，去皮切丁。锅置火上，加入适量清水煮沸，放入鸡肉，用小火煮熟，捞出，沥干。把洗好的大米、土豆丁倒入鸡汤锅中，煮沸后用小火熬至黏稠，加食盐调味，把鸡肉切片，撒在粥面上。

【用法】佐餐食用。

【功效】舒张血管，降压降脂。适用于肥胖症、高血压患者。

第三节　瘦身汤

银耳莲子汤

【原料】水发银耳、枸杞各 10 克，去心莲子 30 克。

【制作】银耳洗去杂质，撕成小朵。枸杞子、莲子分别洗净。锅中加入适量清水，放入莲子煮沸。待莲子将熟时，放入银耳、枸杞煮沸。

【用法】佐餐食用。

【功效】补脾开胃，益气清肠。适用于肥胖症患者。

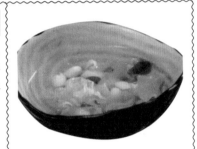

黑木耳玉米苹果汤

【原料】苹果 1 个，猪瘦肉 400 克，黑木耳 30 克，玉米粒 80 克，姜、食盐、花生油适量。

【制作】将黑木耳洗净，撕成小朵，稍浸泡。将玉米粒洗净，浸泡片刻，备用。将苹果洗净，去核，切成大块。将猪瘦肉洗净，切成片，与黑木耳、玉米粒、苹果块、姜一起放入砂锅内，加适量清水，用大火煲沸。转至小火煲 30 分钟，加入食盐和花生油调味。

【用法】佐餐食用。

【功效】消脂减肥，养颜祛斑。适用于肥胖症患者。

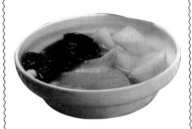

干白菜豆腐酱汤

【原料】豆腐 200 克，干白菜 150 克，红椒 20 克，素油、醋、大豆酱、料酒。

【制作】干白菜洗净用温水泡软，放入沸水中焯水，捞出切段。豆腐切小方块。红椒洗净去籽切丁。锅内加油烧热，下入葱花、干白菜、红椒丁、料酒、醋、大豆酱翻炒，再加入豆腐，煮滚入味，出锅。

【用法】佐餐食用。

【功效】补中益气，清热润燥。适用于肥胖症患者。

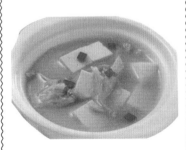

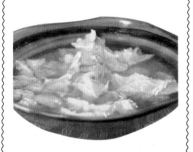

白菜板栗汤

【原料】白菜心 300 克，板栗 80 克，食盐、水淀粉、清汤。

【制作】板栗去皮，一剖两半。白菜心洗净，切片。锅内加清汤，放入板栗烧沸，再放入白菜心片、食盐、糖，烧煮至熟，用水淀粉勾芡。

【用法】佐餐食用。

【功效】清热除烦，养胃生津。适用于肥胖症患者。

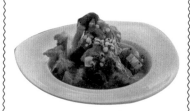

薏米冬瓜骨头汤

【原料】薏米 50 克，冬瓜 300 克，猪骨头 400 克，姜、葱花、食盐适量。

【制作】将冬瓜洗净，带皮切成大块。将猪骨头烫去血水。将薏米、切好的姜片和猪骨头放入锅中，加适量水，慢炖 40 分钟。放入冬瓜块，加适量食盐，继续炖 15 分钟，加入葱花调味。

【用法】佐餐食用。

【功效】清热祛湿，利尿消肿。适用于肥胖症患者。

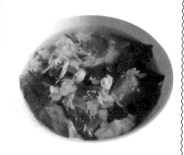

菠菜蛋汤

【原料】菠菜 150 克，鸡蛋 1 个，胡萝卜 50 克，花生油、食盐、葱姜丝。

【制作】将菠菜择洗干净，切段。胡萝卜去皮，洗净，切成丝。鸡蛋磕入碗中，搅匀备用。净锅置火上，倒入花生油烧热，下葱姜丝爆香，放入胡萝卜丝、菠菜煸炒，倒入水，调入食盐烧沸，淋入蛋液，稍煮。

【用法】佐餐食用。

【功效】抽油降脂，助消化。适用于肥胖症患者。

鲈鱼浓汤

【原料】鲈鱼 1 条，山药块、裙带菜各 50 克，葱段、姜片、食用植物油、食盐、胡椒粉。

【制作】鲈鱼处理干净，去头、骨，肉切片。裙带菜洗净。锅内倒入食用植物油烧热，放葱段、姜片、鱼头、鱼骨略炒，加适量水和山药块，大火煮成奶白色。放入裙带菜稍炖，加入食盐、胡椒粉调味，转小火，将鱼头、骨头捞出，放入鱼肉片烫熟。

【用法】佐餐食用。

【功效】补益肝肾，调和肠胃。适用于肥胖症患者。

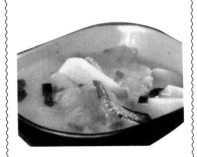

金针菇降脂汤

【原料】金针菇 200 克，熟鸡丝 50 克，食盐、食用植物油适量。

【制作】将金针菇洗净。将洗净的金针菇切成长段。将金针菇放入沸水中稍烫，捞出后放入冷水中浸凉。锅中加入食用植物油，放入金针菇、熟鸡丝，加水烧沸。加入适量食盐调味。

【用法】佐餐食用。

【功效】消脂减肥，降低胆固醇。适用于肥胖症患者。

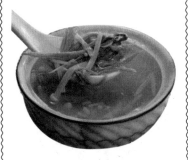

虾仁韭菜豆腐汤

【原料】虾 100 克，韭菜 50 克，豆腐 75 克，湿淀粉、香油、食盐。

【制作】虾洗净，剔除沙线，剥壳取肉。韭菜洗净切碎，豆腐用清水漂净，切片。虾仁、韭菜、豆腐一同放入沸水锅内煮片刻，入湿淀粉煮沸收汁，加食盐、香油调味。

【用法】佐餐食用。

【功效】益肝健胃，润肠通便。适用于痢疾、肥胖症患者。

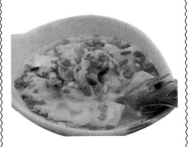

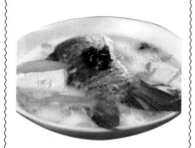

西芹豆腐鱼尾汤

【原料】西芹段 250 克，生菜丝 150 克，豆腐 1 块，冬菇 5 朵，黑木耳 20 克，鱼尾 1 条，姜片、食盐、食用植物油。

【制作】冬菇、黑木耳泡发，去蒂，洗净，切片。豆腐冲净，切块。鱼尾去鳞。炒锅中加食用植物油烧热，下入鱼尾略煎后盛出。煲锅中加适量水煮沸，下西芹段、生菜丝、豆腐块、冬菇片、黑木耳、鱼尾、姜片，烧沸后转小火熬煮 1.5 小时，加食盐调味。

【用法】佐餐食用。

【功效】健胃，清肠，通便。适用于肥胖症患者。

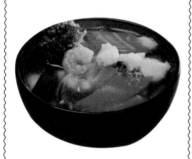

鳕鱼兰花汤

【原料】鳕鱼肉 200 克，虾仁 50 克，西兰花 50 克，胡萝卜 50 克，洋葱 50 克，食盐、白胡椒粉、料酒、食用植物油适量。

【制作】鳕鱼肉洗净，切成块。西兰花洗净，掰成小朵。虾仁洗净。胡萝卜、洋葱分别洗净，切成片。炒锅注油烧热，放入洋葱片翻炒，再加入虾仁、胡萝卜片、料酒、食盐翻炒。加入鳕鱼肉、西兰花和适量水烧开，转至小火煮 10 分钟。撒入食盐、白胡椒粉调味。

【用法】佐餐食用。

【功效】活血降脂，降低血糖。适用于肥胖症患者。

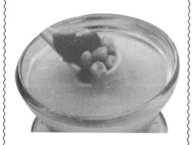

玉米番茄汤

【原料】熟玉米粒 200 克，番茄 2 个，香菜末、食盐、胡椒粉。

【制作】番茄洗净，用热水焯一下，剥皮，切小丁。锅内加 6 杯水煮沸，下玉米粒、番茄丁，调入食盐、胡椒粉煮 5 分钟，撒入香菜末。

【用法】佐餐食用。

【功效】消除疲劳，减肥瘦身。适用于肥胖症患者。

冬瓜核桃薏米汤

【原料】冬瓜 200 克，薏米、核桃仁各 30 克，食盐。

【制作】冬瓜洗净，去皮、瓤，切条。核桃仁、薏米均洗净。汤锅中加入适量清水，烧沸后，放入洗净的薏米，煮至米熟后加冬瓜条、核桃仁共煮，待冬瓜条熟烂后放适量食盐调味。

【用法】佐餐食用。

【功效】降压利尿，健脑祛湿。适用于肥胖症患者。

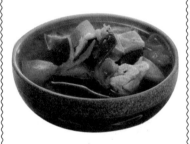

海带雪梨番茄汤

【原料】海带 50 克，瘦肉 200 克，雪梨 1 个，番茄 2 个，无花果、蜜枣、陈皮、食盐适量。

【制作】将海带用水浸软，洗净。将雪梨、番茄、无花果、蜜枣分别洗净。将雪梨去核，切成块。番茄切成块，去籽。将瘦肉烫洗干净。陈皮用水浸软。加适量水煲滚，放入上述主料，煲滚后转至小火煲 2 小时，加入食盐调味。

【用法】佐餐食用。

【功效】清热，祛脂。适用于肥胖症患者。

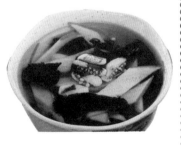

黄瓜鱿鱼汤

【原料】黄瓜 100 克，鱿鱼须 50 克，木耳 20 克，食用植物油、食盐、葱、姜、香油。

【制作】将鱿鱼须洗净，斜刀切片，用开水烫洗。黄瓜洗净，切片。木耳洗净，撕成小朵备用。炒锅置火上，倒入食用植物油烧热，将葱、姜炝香，放入鱿鱼须煸炒片刻，再放入木耳翻炒片刻，倒入水，调入食盐烧开，放入黄瓜片，淋入香油。

【用法】佐餐食用。

【功效】清热祛脂，健脑安神。适用于肥胖症患者。

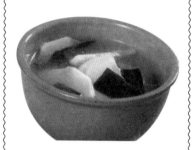

海带萝卜汤

【原料】白萝卜 300 克，海带 100 克，食盐。

【制作】海带洗净，切片，在温水中浸泡约 5 小时，连同浸泡的水一起倒入锅中，先大火煮沸，转小火煨炖。白萝卜洗净，切片。待海带片炖至九成熟后，下白萝卜片同煮至熟烂，食用时加少许食盐调味。

【用法】佐餐食用。

【功效】调节免疫，利尿通便。适用于高血压、高血脂、冠心病、糖尿病、肥胖症患者。

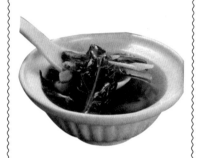

冬菇菠菜祛脂汤

【原料】菠菜 500 克，冬菇 50 克，姜、食盐、食用植物油适量。

【制作】将冬菇用水浸软，剪去冬菇菇柄，切成片。将菠菜切成段。炒锅注油烧热，放入姜片爆香，再放入冬菇煲开，转至小火煮 15 分钟。放入菠菜煮开至熟，加入食盐调味。盛出装碗。

【用法】佐餐食用。

【功效】促进胃肠蠕动，利于排便。适用于肥胖症患者。

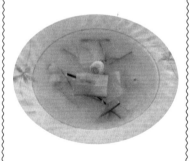

莲子冬瓜汤

【原料】冬瓜 50 克，莲子 20 克。

【制作】将冬瓜去瓤，连皮洗净，切成薄片，入锅加水 200 毫升，再放入莲子煮约 10 分钟。

【用法】去除冬瓜，取汤汁代茶饮服。

【功效】利水消脂，护肤美容。适用于水肿、肥胖症患者。

木瓜排毒汤

【原料】木瓜 1 个，牛肉粒 300 克，红枣 15 颗，鲜百合 30 克，去皮花生仁 150 克，无花果 4 颗。

【制作】木瓜洗净，削皮去籽，切成大块。红枣、百合、花生仁分别洗净。煲锅中加入适量水，烧沸后，放入所有材料和调料，用大火煮 10 分钟，转小火煮 30 分钟。

【用法】佐餐食用。

【功效】抵抗氧化，清除毒素。适用于肥胖症患者。

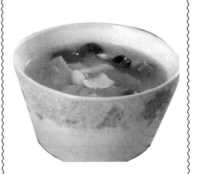

枸杞菠萝银耳汤

【原料】菠萝 250 克，枸杞 25 克，银耳适量。

【制作】枸杞洗净，用温水泡软。菠萝去皮，洗净，切成小块。银耳泡发，洗净，去蒂，撕成小朵备用。电紫砂煲内加适量清水，放入银耳烧开后焖煮 1 小时。放入菠萝块、枸杞煮 30 分钟即可。

【用法】佐餐食用。

【功效】促进胃肠蠕动，减少脂肪吸收。适用于肥胖症患者。

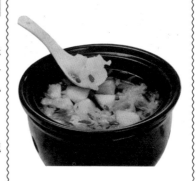

竹笋芹菜汤

【原料】竹笋 150 克，芹菜叶 50 克，枸杞 10 克，姜片、食盐、黄酒。

【制作】竹笋洗净切片，用沸水焯一下，捞出沥水。芹菜叶洗净，备用。砂锅中加清水、姜片烧开，放入竹笋片煮 20 分钟，放入黄酒、食盐调味，下芹菜叶、枸杞煮滚，关火，装入汤碗中。

【用法】佐餐食用。

【功效】利尿通便，解毒透疹。适用于肥胖症患者。

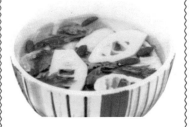

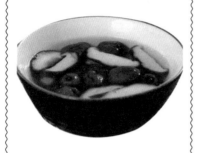

红枣香菇汤

【原料】红枣、水发香菇各 40 克，食盐、料酒、姜片、生抽、食用植物油。

【制作】香菇去蒂，洗净，切片。红枣洗净，备用。在锅中加入香菇片、红枣、食盐、料酒、姜片、适量清水、食用植物油、生抽，炖熟。

【用法】佐餐食用。

【功效】提高机体免疫功能，益气补血。适用于肥胖症患者。

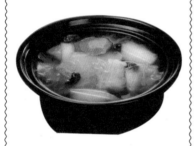

银耳冬瓜减脂汤

【原料】冬瓜 200 克，胡萝卜 100 克，薏米 50 克，银耳、红枣、白芷、姜、食盐适量。

【制作】将薏米洗净，用水浸泡 1 小时。将红枣去核，与银耳、白芷、姜分别洗净，备用。将冬瓜、胡萝卜分别洗净，切成块，备用。锅中加适量水煮开，放入泡过的薏米，转至小火煮 20 分钟。将其他主料一起放入，用小火煮 1 小时，加入食盐调味。

【用法】佐餐食用。

【功效】消肿利尿，减肥强身。适用于肥胖症患者。

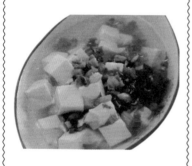

雪菜豆腐汤

【原料】豆腐 200 克，雪里蕻 100 克，食盐、葱花、食用植物油。

【制作】豆腐下沸水中稍焯取出，切成 1 厘米见方的小丁。雪里蕻洗净切丁，待用。锅置旺火上烧热，放入葱花煸炒出香味，放适量水，待水沸后放入雪里蕻丁和豆腐丁，改小火炖 15 分钟，加入食盐调味。

【用法】佐餐食用。

【功效】补中益气，清热润燥。适用于肠胃不清、肥胖症患者。

豆腐番茄汤

【原料】豆腐片、番茄丁各 150 克，菜花、胡萝卜片各 50 克，食用植物油、葱末、姜片、料酒、食盐、水。

【制作】菜花洗净，掰小朵。番茄丁用食用植物油炒透成番茄油。将水、姜片入沸水锅中煮沸，撇去浮沫，烹入料酒，下菜花、胡萝卜片、豆腐片，中火煮熟，倒入番茄油、食盐调味，撒上葱末。

【用法】佐餐食用。

【功效】益气宽中，生津润燥。适用于肥胖症患者。

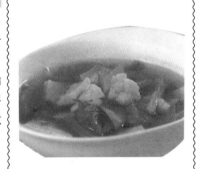

哈密瓜百合瘦身汤

【原料】哈密瓜 400 克，瘦肉 300 克，百合、陈皮、食盐适量。

【制作】将哈密瓜洗净，去皮、子，切成块。将瘦肉洗净，切成块。将陈皮用水浸软。百合洗净备用。锅内加适量清水，放入上述所有主料，用大火煲 30 分钟，转至小火煲 2 小时。加入食盐调味，出锅装碗。

【用法】佐餐食用。

【功效】清热润燥，养阴润肺。适用于肥胖症患者。

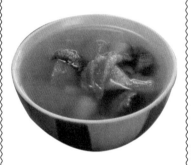

白鸭冬瓜汤

【原料】白鸭 1 只，冬瓜 500 克，茯神、麦冬各 30 克，枸杞、食盐。

【制作】茯神、麦冬分别洗净，用纱布包好后放入洗净的鸭腹内。冬瓜去皮、瓤，洗净切片。枸杞洗净，备用。白鸭放入锅中，加适量清水先煮 30 ~ 40 分钟，下入冬瓜片、枸杞，煮至鸭肉熟透、冬瓜片烂熟时，加入适量食盐调味。

【用法】佐餐食用。

【功效】护肤美容，减肥强身。适用于肥胖症患者。

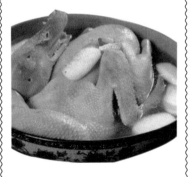

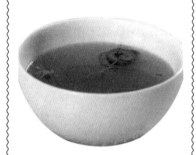

银菊山楂汤

【原料】菊花、金银花各 15 克，桑叶 12 克，山楂片 25 克。

【制作】将菊花、金银花、桑叶、山楂片分别洗净沥干。把全部材料一起放入砂锅内，加适量清水，用小火煎煮 30 分钟，去渣饮用。

【用法】佐餐食用。

【功效】清热明目，降低血压。适用于高血压、肥胖症患者。

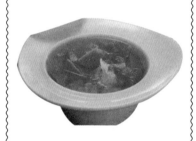

木瓜银耳羹

【原料】木瓜 1 个，梨 1 个，银耳适量。

【制作】将银耳用水浸泡 1 小时，冲洗干净。将银耳撕成小片。木瓜去皮，切开为二，去瓤，将木瓜切成小块。梨洗净，切成块榨汁。锅中加适量水，加入木瓜块、银耳、梨汁，用大火煮沸，转至小火煮 30 分钟。

【用法】佐餐食用。

【功效】改善便秘，利尿减肥。适用于肥胖症患者。

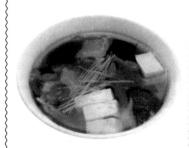

养颜瘦身汤

【原料】海带 120 克，豆腐 100 克，瘦肉 80 克，鲜香菇 30 克，枸杞 5 克，姜丝、食盐。

【制作】豆腐切块。海带洗净，切小块。香菇洗净，切小块。瘦肉切片，氽水后捞出。汤煲入水煮开，放入豆腐、海带、枸杞、香菇、姜丝，大火煮 5 分钟，改小火煮 10 分钟，放肉片，加食盐煮开，熄火，加盖略焖。

【用法】佐餐食用。

【功效】降血脂，降血糖。适用于糖尿病、动脉硬化、骨质疏松、肥胖症患者。

冬瓜红枣汤

【原料】冬瓜 400 克，红枣 10 颗，食盐。

【制作】冬瓜洗净，去皮、瓤，切成块。红枣泡软。锅中倒清水煮沸，放冬瓜块、红枣煲至冬瓜透明熟透，放食盐、糖调味。

【用法】佐餐食用。

【功效】益气补血，消脂利尿。适用于肥胖症患者。

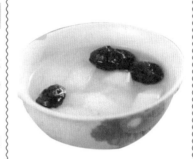

玉米蔬菜汤

【原料】熟玉米棒 1 根，土豆 1 个，胡萝卜 1 根，鲜香菇、青椒、食盐、高汤适量。

【制作】将熟玉米棒切段。将土豆、胡萝卜分别去皮，切成块。将青椒洗净，去蒂，切成块。将鲜香菇去蒂，洗净，撕成条。锅中倒入高汤，放入上述所有主料煮熟，加入食盐煮至入味。

【用法】佐餐食用。

【功效】消脂减肥，利尿降压。适用于肥胖症患者。

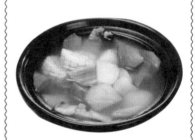

草鱼冬瓜汤

【原料】草鱼 300 克，冬瓜 400 克，香菜、葱、生姜、蒜、花生油、料酒、清汤、香油、食盐。

【制作】鱼去鳞、鳃、内脏，洗净，两面划上十字花刀。冬瓜去皮、瓤，切成块。香菜洗净，切成段。葱、生姜、蒜均洗净，切成丝。锅上火，倒入花生油烧热，将鱼两面煎至微黄，烹入料酒，放入葱、姜、蒜丝煸炒，加清汤、冬瓜块，微火煮至鱼、瓜熟烂，加入食盐、香菜段、香油，推匀。

【用法】佐餐食用。

【功效】有利血液循环，开胃滋补。适用于肥胖症患者。

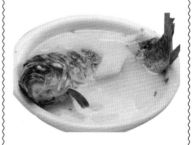

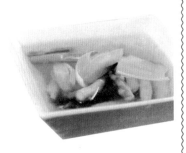

百合芦笋汤

【原料】鲜百合 150 克，芦笋 100 克，食盐。

【制作】百合洗净，掰成瓣。芦笋洗净，切成段。将百合用食盐揉捏后洗净，加适量清水煮至七成熟，再加入芦笋段煮熟，调味。

【用法】佐餐食用。

【功效】清心安神，清热解毒。适用于肥胖症患者。

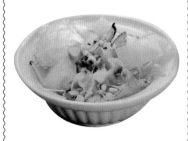

瘦身美白美容汤

【原料】冬瓜 200 克，胡萝卜 100 克，薏米 50 克，红枣、白芷、黄芪、银耳、食盐适量。

【制作】将薏米洗净，用水浸泡 1 小时。将冬瓜去皮，洗净，切成块。将红枣去核，和银耳、白芷、黄芪分别洗净，备用。锅中加适量水煮开，加入薏米，用小火煮 20 分钟。将其他所有主料一起放入锅中，用小火煮 1 小时，加入食盐调味。

【用法】佐餐食用。

【功效】利尿消肿，祛湿降脂。适用于肥胖症患者。

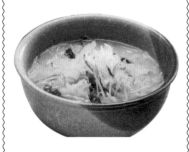

双耳萝卜汤

【原料】青萝卜 200 克，水发木耳、水发银耳各 50克，葱丝、食盐、香油、胡椒粉、醋、肉汤。

【制作】萝卜、银耳、木耳均切细丝。锅入油烧热，爆香葱丝，放青萝卜炒匀，加肉汤烧沸，再加双耳及其余调料，装碗。

【用法】佐餐食用。

【功效】清热解毒，除燥生津。适用于肥胖症患者。

萝卜丝鲫鱼汤

【原料】鲫鱼 500 克、白萝卜 200 克。食用植物油、姜片、料酒、胡椒粉。

【制作】将鲫鱼处理干净。白萝卜洗净，切丝。炒锅中加入适量食用植物油烧热，下入姜片爆香，放入鲫鱼煎至两面呈金黄色后，加入少许料酒、水继续烹煮。以中火煮约 10 分钟后，加入白萝卜丝，再烧 10 分钟，加胡椒粉调味。

【用法】佐餐食用。

【功效】健脾，开胃。适用于肥胖症患者。

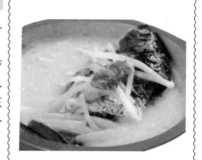

清汤豆腐羹

【原料】豆腐 200 克，豆苗 50 克，食盐、白胡椒粉、料酒、素汤适量。

【制作】将豆腐摁压成豆蓉，加入食盐、料酒和适量水，搅拌成糊。将糊倒入盆内，上屉，用小火蒸 20 分钟，制成豆腐羹。将豆苗择取嫩尖，洗净。锅内倒入素汤烧开，加入食盐、料酒、白胡椒粉调味。加入豆腐羹，撒上豆苗。

【用法】佐餐食用。

【功效】润肠通便，益气宽中。适用于肥胖症患者。

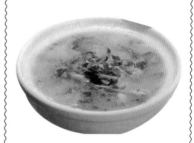

冬瓜竹笋瘦身汤

【原料】竹笋 300 克，冬瓜 100 克，银耳 20 克，鸡蛋 1 个，食盐。

【制作】将竹笋洗净，银耳用水泡发去蒂，鸡蛋打入碗中搅成糊。锅中放水煮沸，倒入鸡蛋糊，加入竹笋、银耳、冬瓜，用小火烧 5 分钟，加食盐调味食用。

【用法】佐餐食用。

【功效】消除腹壁脂肪，润肺养颜。适用于糖尿病、肥胖症患者。

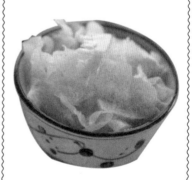

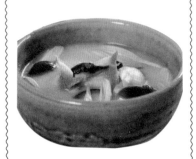

菊花鱼片汤

【原料】菊花瓣 100 克，草鱼肉片 300 克，鲜冬菇 50 克，姜片、葱段、料酒、食盐。

【制作】择下菊花瓣，放清水中浸泡片刻，捞出沥水。冬菇洗净，去蒂，切片。煲锅中加入适量水，放入姜片和葱段，盖上盖子，烧沸后下入鱼肉片和冬菇片，烹入少许料酒，待鱼片熟后，捞出葱段、姜片，再放入菊花瓣、食盐。

【用法】佐餐食用。

【功效】养肝明目，补脾健胃。适用于肥胖症患者。

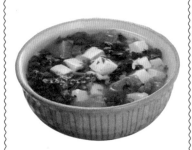

雪菜番茄豆腐汤

【原料】番茄 1 个，鸡蛋 1 个，豆腐、菜、葱花、食盐适量。

【制作】将番茄洗净，刮皮，切成块。将雪菜用清水浸透洗净，沥干水，切碎。将豆腐切成小块，加适量蛋清，备用。将番茄块和雪菜碎放入锅内，加适量清水，用大火煮滚，转至小火煮 2 分钟。放入豆腐煮 10 分钟，加入葱花、食盐调味。

【用法】佐餐食用。

【功效】利尿通便，减脂瘦身。适用于肥胖症患者。

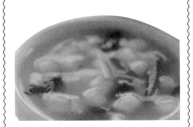

冬瓜菠菜汤

【原料】冬瓜 300 克，菠菜 200 克，姜、葱、酱油、食盐、湿淀粉。

【制作】先将冬瓜去皮、瓤，洗净切成方块，菠菜择好洗净，切成 4 厘米长的段，姜切薄片，葱切花。将炒锅放火上，加油烧热，投入葱花、姜片、菠菜、冬瓜块，翻炒几下，加鲜汤，煮沸约 10 分钟，加入食盐、酱油，倒入湿淀粉汁调匀。

【用法】佐餐食用。

【功效】消除水肿，有助消化。适用于动脉硬化、冠心病、肥胖症患者。

香菇莼菜汤

【原料】干香菇 5 朵，莼菜 100 克，冬笋尖 50 克，清汤、香油、料酒、食盐、葱末。

【制作】将干香菇放入水中泡发，捞出，去蒂，切成细丝。莼菜洗净。冬笋尖洗净，备用。汤锅加清汤及浸泡香菇的滤汁，大火煮沸，烹入料酒，放莼菜、香菇丝、冬笋尖拌匀，煮沸后加食盐，浇上香油，撒上葱末。

【用法】佐餐食用。

【功效】清热解毒，强健脾胃。适用于肥胖症患者。

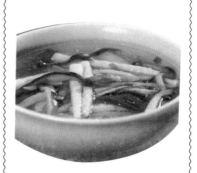

猪尾凤爪香菇汤

【原料】猪尾 1 条，鸡爪 2 只，鲜香菇 2 朵，食盐适量。

【制作】将鲜香菇洗净，对切成半。将鸡爪切成块，备用。将猪尾洗净，切成块，入沸水烫。将上述所有主料放入锅中，加适量清水，用大火煮滚，转至小火，熬煮 1 小时。加入适量食盐调味。

【用法】佐餐食用。

【功效】降低血脂，美容养颜。适用于肥胖症患者。

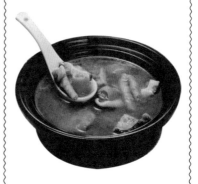

竹笋木耳汤

【原料】豌豆苗 30 克，黑木耳 200 克，竹笋 50 克，蒜 1 瓣，葱 2 根，姜少量，香油 1 小匙，食盐、醋。

【制作】黑木耳用温水泡发，葱姜蒜切末，备用。竹笋洗净，切成滚刀块，块小一点。黑木耳泡发好后，撕成小朵。锅中加水，下入竹笋和黑木耳，煮开后继续煮 3 分钟左右，至熟。豌豆苗洗净，焯水后加入。加食盐、醋、1 小匙香油。

【用法】佐餐食用。

【功效】促进结肠蠕动，减少脂肪吸收。适用于肥胖症患者。

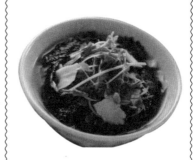

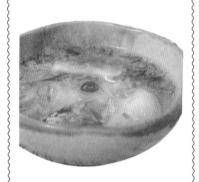

西葫芦汤

【原料】西葫芦 150 克，青蒜末、胡椒粉、食盐。

【制作】西葫芦洗净，切薄片。锅中加适量水，放入青蒜末、西葫芦片后用大火煮沸，转小火继续熬煮。待汤将熟时，下入胡椒粉、食盐调匀。

【用法】佐餐食用。

【功效】润肺止咳，清热利尿。适用于肥胖症患者。

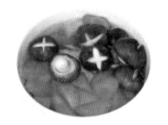

香菇胡萝卜汤

【原料】水发香菇 35 克，胡萝卜 450 克，豌豆苗 30 克，食盐、料酒、黄豆芽汤。

【制作】先将胡萝卜切丝，入沸水中焯至八成熟，捞出。将水发香菇切丝，将豌豆苗择洗干净，入沸水锅中焯透捞出。锅中加黄豆芽汤、料酒、食盐，烧沸，下胡萝卜丝略烫，捞出，将香菇丝烫一下，将汤继续烧沸后，撒上豌豆苗，起锅浇在汤碗内。

【用法】佐餐食用。

【功效】益气强身，降脂减肥。适用于高脂血症合并肥胖症患者。

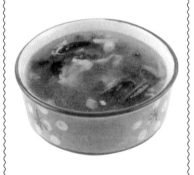

海带文蛤汤

【原料】海带结 100 克，文蛤 10 个，食盐 1 小匙，酱油 1 小匙。

【制作】文蛤泡食盐水 2 小时，吐净沙后捞起，海带结洗净备用。锅中放入 1 碗半的水，连同海带结大火煮沸，续转小火煮 3 分钟。放入文蛤煮熟，熄火。

【用法】佐餐食用。

【功效】祛脂降压，泄热利水。适用于肥胖症患者。

木耳豆腐汤

【原料】豆腐 200 克、黑木耳 15 克，葱花、食盐。

【制作】豆腐洗净，切成片。黑木耳泡发后洗净，撕成小朵。锅中倒入适量水煮沸，放入黑木耳煮沸，再放入豆腐片，煮熟后加食盐调味，撒上葱花。

【用法】佐餐食用。

【功效】清洁肠胃，养血益胃。适用于肥胖症患者。

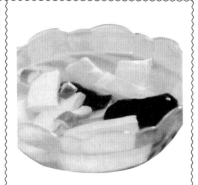

冬瓜西芹炖瘦肉

【原料】冬瓜 200 克，西芹 100 克，瘦肉 75 克，鲜香菇 1 朵，食盐适量。

【制作】将冬瓜连皮洗净，切成小块。将西芹洗净，切成小块。将鲜香菇用清水洗净。将冬瓜块、西芹块、切好的瘦肉、鲜香菇放在碗里，加入适量水和食盐。将碗放入锅中，用大火炖 35 分钟，起锅。

【用法】佐餐食用。

【功效】减肥强身，护肤美容。适用于肥胖症患者。

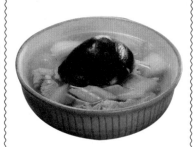

乡村野菜汤

【原料】白萝卜 240 克，红萝卜 80 克，丝瓜 100 克，银耳 100 克，食盐少许。

【制作】丝瓜、红萝卜、白萝卜洗净，丝瓜切小块，白萝卜、红萝卜切片。锅中倒入高汤与 1 碗冷水用大火煮沸。转小火加入红、白萝卜熬 3 分钟，再放入丝瓜、银耳煮熟，加食盐调味。

【用法】佐餐食用。

【功效】消食化气，清肺热，利肝脏。适用于咳嗽咳痰、肥胖症患者。

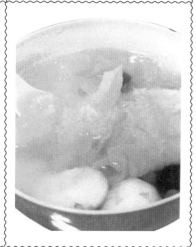

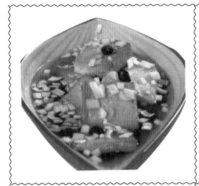

豉葱豆腐汤

【原料】豆腐 150 克，淡豆豉 50 克，葱末、食盐、酱油、食用植物油。

【制作】淡豆豉洗净。豆腐洗净，切片。豆腐片放入热油锅中略煎，加入淡豆豉和适量清水，用大火煮沸，转小火继续煮约 30 分钟。下入葱末、食盐、酱油搅匀。

【用法】佐餐食用。

【功效】补中益气，清热润燥。适用于肥胖症患者。

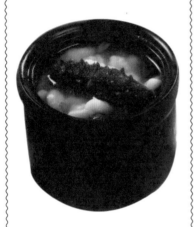

海参疙瘩汤

【原料】水发刺海参 1 只，鸡蛋 1 个，枸杞 25 克，葱、姜、面粉、食盐、黑胡椒粉、醋食用植物油适量。

【制作】将姜、葱分别切成末。枸杞洗净，泡发。鸡蛋打散。锅内加入适量水，放入海参，加入适量食盐，煲入味。将面粉加入少量水，用筷子搅成面疙瘩。另起锅注油烧热，加入葱末、姜末爆香，加水、枸杞烧开，将制好的面疙瘩倒入锅中，搅拌均匀。煮至面疙瘩浮起，将蛋液倒入锅中搅散，放海参，入食盐、黑胡椒粉、醋。

【用法】佐餐食用。

【功效】补肾益精，通便利尿。适用于肥胖症患者。

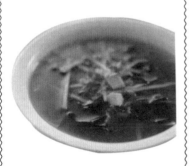

酸辣汤

【原料】木耳 50 克，白、红萝卜各 30 克，笋丝 50 克，豆腐 50 克，高汤 240 毫升，葱 1 根，酱油、胡椒粉、醋、食盐。

【制作】木耳洗净，切丝，白、红萝卜洗净去皮，切细丝。豆腐洗净，切细长条状，青葱洗净，切成葱花。锅中倒入高汤与一碗水用大火煮开，再入所有材料，熬煮 5 分钟，起锅前加入酱油、醋、食盐与胡椒粉，撒上葱花，熄火。

【用法】佐餐食用。

【功效】解渴利尿，帮助消化。适用于肥胖症患者。

白菜萝卜豆腐汤

【原料】白菜叶 2 片，白萝卜条、胡萝卜条各 80 克，豆腐条 200 克，香菜末、辣椒酱、清汤、食盐、食用植物油。

【制作】将所有材料分别焯烫，捞出沥干。锅内倒入食用植物油烧至五成热，炒香辣椒酱后倒入清汤，将白萝卜条、胡萝卜条、豆腐条放入锅中，大火煮沸后加入白菜叶条，再次煮沸后，用食盐调味，撒上香菜末盛出。

【用法】佐餐食用。

【功效】健脾和胃，清热解毒。适用于高血脂、肥胖症患者。

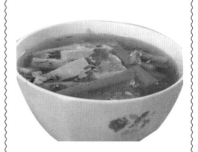

什锦蔬菜汤

【原料】鸡胸骨 200 克，大白菜 200 克，芹菜 100 克，洋葱 1 个，青椒 1 个，番茄 1 个，青葱、食盐适量。

【制作】将鸡胸骨放入沸水中，氽烫去血水，捞起洗净。将洋葱、青椒、番茄、大白菜分别洗净，切成小块。将芹菜和青葱分别洗净，切成小段。锅中加适量水，放入鸡胸骨，用大火煮滚，转至小火煮 30 分钟。将上述剩余主料放入锅中，用小火煮 1 小时，加食盐调味。

【用法】佐餐食用。

【功效】帮助消化，通便排毒。适用于肥胖症患者。

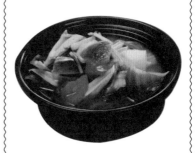

番茄鸡蛋汤

【原料】番茄 1 个，鸡蛋 1 个，黄瓜 1/2 根，生姜 2 片，食盐、葱、酱油。

【制作】番茄洗净切块，黄瓜洗净切片，鸡蛋打匀。锅中加水，放入生姜 2 片。水开后加番茄，再开转小火，放入黄瓜，加少许食盐，把鸡蛋倒入，略微搅拌后淋少许葱、酱油。

【用法】佐餐食用。

【功效】凉血平肝，清脂解毒。适用于动脉硬化性高血压、肥胖症患者。

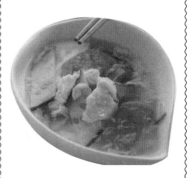

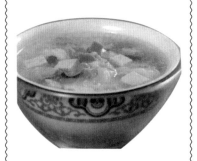

西施豆腐汤

【原料】豆腐丁、火腿末、虾仁、肉末、青豆、枸杞、草菇、鸡蛋液、姜末、葱花、高汤、食盐、胡椒粉、食用植物油、水淀粉、料酒各适量。

【制作】虾仁去沙线，加食盐、料酒、鸡蛋液上浆。锅内油热后倒入姜末略炒，入肉末炒熟后，倒适量高汤烧沸，放草菇末、火腿末、食盐、胡椒粉。放入腌好的虾仁、青豆、豆腐丁、枸杞煮熟，用水淀粉勾芡后，撒上葱花。

【用法】佐餐食用。

【功效】益气滋阳，开胃化痰。适用于肥胖症患者。

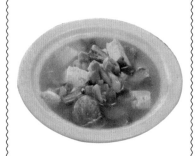

小白菜豆腐汤

【原料】小白菜 100 克，豆腐 100 克，虾仁 50 克，火腿肠、虾皮、姜、蒜片、食盐、食用植物油适量。

【制作】将小白菜洗净，略焯一下水，沥干水分，切成段，备用。将豆腐切成块。火腿肠切成粒。姜切成末。炒锅注油烧热，加入姜末、蒜片、火腿肠粒和虾皮。锅中放入豆腐块，加适量水煮开。加入小白菜段和鲜虾仁，加盖煮开，待虾仁熟透，加入食盐调味。

【用法】佐餐食用。

【功效】通肠润便，益气宽中。适用于肥胖症患者。

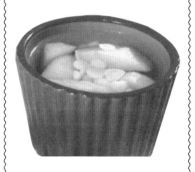

杏仁雪梨汤

【原料】雪梨 300 克，杏仁 20 克，冰糖。

【制作】梨洗净，去皮、核，切块。杏仁洗净，沥干。锅内加适量清水，下入雪梨块、杏仁及冰糖。先用大火煮 3~5 分钟，再转小火煮 30 分钟，盛入碗中，晾凉后饮用。

【用法】佐餐食用。

【功效】生津润燥，清热化痰。适用于肥胖症患者。

蘑菇冬瓜汤

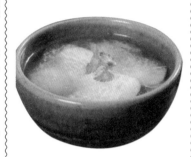

【原料】冬瓜 120 克，鲜蘑菇 80 克，食盐、葱花。

【制作】冬瓜洗净，去皮、瓤后切成薄片。蘑菇择好，洗净，切丝。将冬瓜片与蘑菇丝加水同煮，将熟时加食盐调味，撒上葱花。

【用法】佐餐食用。

【功效】减肥强身，延缓衰老。适用于高血压、肥胖症患者。

芹枣汤

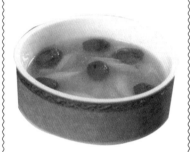

【原料】芹菜 250 克、红枣 20 克，食盐、葱段、食用植物油。

【制作】红枣洗净，去核。芹菜择好洗净，切为小段。锅中加入适量食用植物油烧热，下入葱段爆香，加入芹菜段煸炒片刻，放入适量水、红枣、食盐，烧煮至熟。

【用法】佐餐食用。

【功效】益气补血，清肠利便。适用于肥胖症患者。

芦笋玉米番茄汤

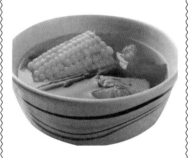

【原料】芦笋 5 根、玉米 1 根、番茄 1 个、猪瘦肉 150 克，姜片、食盐。

【制作】芦笋、玉米洗净，切段。番茄洗净，切块。猪瘦肉洗净，焯一下，捞出冲洗干净，切片备用。锅中放适量清水煮沸，放入芦笋段、玉米段、番茄片、猪瘦肉片、姜片，煮沸后再用小火慢煮 1 小时左右，出锅前放食盐调味。

【用法】佐餐食用。

【功效】利尿降压，美肤护肤。适用于肥胖症患者。

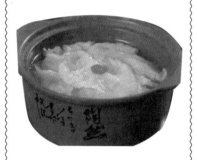

白菜汤

【原料】白菜心 500 克，食盐、胡椒粉。

【制作】白菜心洗净后放入沸水中稍焯至断生，捞出放入凉水中浸凉，捞出沥干，备用。锅中加入适量水煮沸，加入白菜心、胡椒粉、食盐搅匀。

【用法】佐餐食用。

【功效】养胃生津，清热除烦。适用于肥胖症患者。

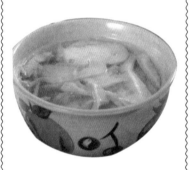

清汤冬瓜

【原料】冬瓜薄片 300 克，清汤、料酒、食盐、胡椒粉。

【制作】冬瓜放沸水焯烫，过凉，沥干。锅内倒清汤烧沸，将部分烧沸的清汤倒入盛有冬瓜片的容器中，将冬瓜片浸泡入味。将锅中余下的清汤烧沸，加调料搅匀，倒入汤盆里，将冬瓜片捞出放入汤盆中。

【用法】佐餐食用。

【功效】减肥强身，降压利尿。适用于肥胖症患者。

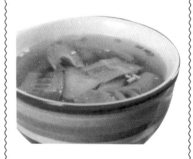

青片竹笋汤

【原料】竹笋 50 克，黄瓜 200 克，清汤、食盐、葱花、食用植物油。

【制作】竹笋去皮，洗净，切为片状。黄瓜洗净，切片。炒锅中加入适量食用植物油烧热，下葱花爆香，加入清汤、竹笋片同煮，水沸后撇去浮沫。将黄瓜片下入锅中，大火煮沸，加入食盐调味。

【用法】佐餐食用。

【功效】降低血压，清热利尿。适用于高血压、动脉硬化、肥胖症患者。

冬瓜绿豆汤

【原料】冬瓜350克，绿豆150克，葱、姜、食盐、高汤适量。

【制作】将冬瓜去皮、瓤，切成块。将绿豆淘洗干净，备用。将葱洗净，切成段。姜洗净，拍破。锅中加入高汤烧沸，撇去浮沫。将冬瓜块、绿豆、葱段、姜放入锅内，烧至冬瓜熟而不烂，加食盐调味。

【用法】佐餐食用。

【功效】清热解毒，减肥强身。适用于肥胖症患者。

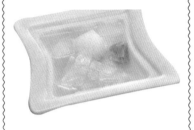

羊骨胡萝卜汤

【原料】羊骨300克、胡萝卜块200克，大蒜、花椒、八角、食盐、白胡椒粉。

【制作】羊骨入凉水锅，煮沸后，捞出，冲洗干净。另起锅，水烧沸后放入羊骨、胡萝卜块、大蒜、花椒和八角，盖锅盖，大火煮沸10分钟，转小火炖1小时，出锅前放入食盐和白胡椒粉调味。

【用法】佐餐食用。

【功效】补血益气，温中暖肾。适用于肥胖症患者。

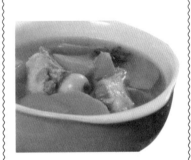

无花果海带冬瓜汤

【原料】水发海带150克，冬瓜200克，鲜无花果10个（或干品50克），葱段、姜片、食盐、料酒、食用植物油。

【制作】海带用清水洗净泥沙，切成条。冬瓜去皮、籽洗净，切成块。无花果冲洗干净，切成小块。若是干品则用水浸泡至软。锅上火倒入油烧热，投入葱段、姜片煸香，倒入海带丝、冬瓜略炒，再烹入料酒，投入无花果，添加适量水烧开，用小火煮约10分钟，加入食盐调味。

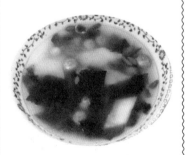

【用法】佐餐食用。

【功效】降糖，降压，降脂。适用于高血压、高脂血症、脂肪肝、动脉粥样硬化、冠心病、癌症、肥胖症患者。

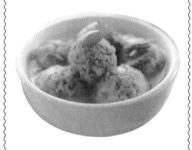

综合丸子汤

【原料】鸡肉丸子浆 300 克，芹菜末 30 克，荸荠末 25 克，食盐少许。

【制作】芹菜去头和芹菜叶后，洗净沥干切末备用。将鸡肉丸子浆和芹菜末放入容器中，再加入荸荠末和食盐，同方向混合搅拌均匀。再拿起丸子馅摔打数下后，略搅拌，用手捏出丸子状，并以小匙辅助，将肉丸放入沸水锅中，小火烹煮。待丸子浮至水面，捞起。

【用法】佐餐食用。

【功效】利尿消肿，降脂安神。适用于失眠、高血压、肥胖症患者。

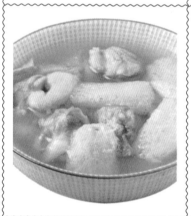

竹荪排骨汤

【原料】猪排骨 200 克，竹荪（干）100 克，姜 5 克，胡椒粉、料酒、食盐、香油。

【制作】先将竹荪用热水泡发，去头部，切段，用冷水冲洗干净。姜切片。排骨用沸水煮过，撇去泡沫，捞出。汤锅中加水煮沸，放排骨、竹荪、姜、胡椒粉、料酒、食盐，撇去泡沫，继续煮 60 分钟，淋香油，出锅。

【用法】佐餐食用。

【功效】宁神健体，益气补脑。适用于高脂血症、高血压、肥胖症患者。

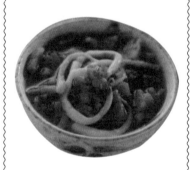

海鲜魔芋汤

【原料】鱿鱼 100 克，魔芋 100 克，鸡汤 3 小碗，麻油、胡椒粉、香菜末、姜、食盐、料酒。

【制作】烧一小锅水，加姜、料酒，烧开，将鱿鱼倒入，焯一下水，捞出沥干。煲仔里倒入的鸡汤（约一半），将焯过水的鱿鱼再倒入，略煮沸，加入魔芋继续煮几分钟，加食盐调味，滴几滴麻油，撒少许胡椒粉、香菜末，起锅。

【用法】佐餐食用。

【功效】减肥健美，延年益寿。适用于高血压、糖尿病、肥胖症患者。

枸杞银耳汤

【原料】水发银耳100克，枸杞7克。

【制作】将洗净的银耳切去老茎，再将肉切成小片，将切好的银耳浸泡在清水中备用。锅中倒入适量清水，撒上少许淀粉，大火烧开，倒入银耳煮约3分钟至熟捞出，沥干。另起锅，注水烧开，倒入银耳，放入枸杞拌匀盛入碗中。

【用法】佐餐食用。

【功效】促进胃肠蠕动，通便减肥。适用于便秘、肥胖症患者。

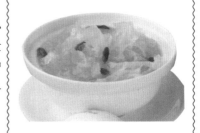

竹笋香菇汤

【原料】竹笋200克，金针菇100克，香菇50克，姜3克，食用植物油10毫升，食盐3克。

【制作】香菇泡软去蒂切厚丝，姜切丝，金针菇洗净后打结，竹笋剥皮切厚丝。锅内放食用植物油烧热，放竹笋、姜丝炒香，加适量清水，煮沸15分钟。再放香菇、金针菇煮5分钟，加食盐调味。

【用法】佐餐食用。

【功效】清热益气，降低血压。适用于肥胖症、习惯性便秘、高血压患者。

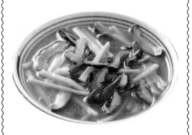

番茄冬瓜汤

【原料】番茄150克，冬瓜100克，粉丝50克，虾皮、葱花、食盐、食用植物油。

【制作】番茄洗净，去蒂，切块。冬瓜去皮、瓤洗净，切块。粉丝用温水泡软，切成段。锅置火上，倒入适量食用植物油，待油温烧至七成热，放葱花炒香，放入番茄块和冬瓜块翻炒均匀，淋入适量清水煮至冬瓜块熟透，放入粉丝和虾皮，烧开，用食盐调味。

【用法】佐餐食用。

【功效】健胃消食，清热解毒。适用于肥胖症、高血压患者。

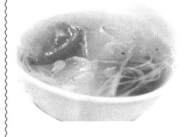

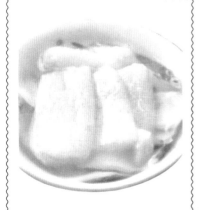

黄瓜竹荪汤

【原料】排骨 500 克，竹荪 200 克，黄瓜 300 克，食盐、葱、姜、食用植物油。

【制作】排骨洗净，焯水捞起。竹荪洗净沙子，黄瓜切片，姜拍松，葱挽结。锅内放水，加排骨、姜、葱，大火烧开，小火炖 1 小时后放竹荪再炖 1 小时。放入食盐调味，起锅前放入黄瓜，烧开，盛出。

【用法】佐餐食用。

【功效】降脂，降压，降糖。适用于高脂血症、肥胖症、高血压患者。

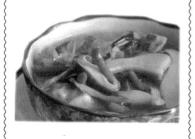

芹菜蘑菇猪蹄汤

【原料】鲜芹菜 250 克，蘑菇 150 克，猪蹄 100 克，生姜 1 片，食盐适量。

【制作】将芹菜去叶洗净切段，将蘑菇、猪蹄分别洗净。在瓦罐内加入清水烧沸，放入猪蹄及生姜片，再改用中火煲 1.5 小时，放入芹菜段和蘑菇烧沸，加入食盐调味。

【用法】佐餐食用。

【功效】降脂减肥，清热解毒。适用于高脂血症合并肥胖症患者。

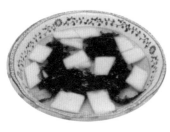

紫菜冬瓜汤

【原料】冬瓜 200 克，紫菜 15 克，虾皮少许，葱段、姜片、食盐、料酒、清汤、食用植物油。

【制作】冬瓜去皮洗净，切成小块。紫菜、虾皮用水漂洗干净待用。锅上火倒入油烧热，投入葱段、姜片煸香，放入冬瓜块略炒，再烹入料酒，添加适量清汤，加入紫菜、虾皮烧开，用小火煮约 10 分钟，加入食盐调味。

【用法】佐餐食用。

【功效】降糖降脂，利尿消肿。适用于高血压、高脂血症、糖尿病、肥胖症等患者。

第四节 低热量小炒

洋葱爆炒虾

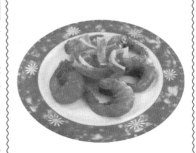

【原料】海虾 200 克，洋葱、红尖椒条各 50 克，食盐、花生油。

【制作】海虾洗净，剪去虾须、爪，入热油锅中炸熟，捞出控净油。洋葱剥去外皮，洗净切条，入锅中与红椒条一起煸炒出香味，加食盐和炸好的虾，翻炒均匀。

【用法】佐餐食用。

【功效】益气温阳，通便止痛。适用于皮肤溃疡、身体虚弱、肥胖症患者。

辣炒白菜

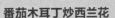

【原料】白菜 400 克，尖彩椒 75 克，食用植物油、食盐、葱、姜、蒜、红川椒、花椒。

【制作】将白菜择洗干净，改刀切片。尖彩椒洗净，切片。净锅上火，加水烧沸，下入白菜焯水，捞起备用。炒锅上火，倒入食用植物油烧热，下红川椒、葱、姜、蒜、花椒爆香，倒入白菜略炒，调入食盐，翻炒均匀后装盘，撒入尖椒片。

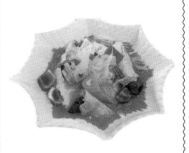

【用法】佐餐食用。

【功效】利尿通便，养胃生津。适用于肥胖症患者。

番茄木耳丁炒西兰花

【原料】西兰花 1 大朵，木耳丁少许，番茄若干，胡萝卜数片，酱油 1 小匙，食盐 1 小匙，醋、麻油、辣椒油。

【制作】番茄、西兰花切开，胡萝卜切片，木耳丁备用。水烧开，倒几滴花生油、食盐，放西兰花，水开后捞起西兰花放入凉开水中泡凉，再沥干水分。把西兰花、番茄、木耳丁放入锅中翻炒，把胡萝卜片加入，放酱油、醋、麻油、辣椒油翻炒少时即可。

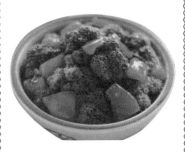

【用法】佐餐食用。

【功效】产生饱腹感，清胃涤肠。适用于肥胖症患者。

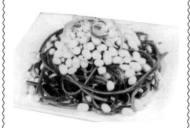

素炒海带丝

【原料】海带丝250克，干黄豆50克，姜片、姜末、蒜末、食盐、辣椒丝、葱丝、黑胡椒碎、玉米油、黄酒。

【制作】黄豆泡发，加姜片、水，放入高压锅中煮8分钟。锅中放玉米油烧热，下姜末、蒜末煸香，放入海带丝、黄酒翻炒一会儿，倒入清水煮开，放入黄豆、食盐、黑胡椒碎煮至汤汁收干，盛盘，点缀辣椒丝、葱丝。

【用法】佐餐食用。

【功效】调节免疫，排脂解毒。适用于甲状腺肿大、高血压、高血脂、肥胖症患者。

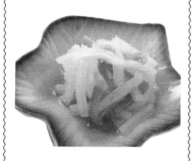

醋熘白菜

【原料】嫩白菜帮300克，水发海米2克，鲜青椒50克，湿淀粉15克，猪油50克，花椒、食盐、醋、姜丝、蒜片、糖、香油、鲜汤。

【制作】白菜帮、青椒分别切条。锅内放油，烧至五成热时放花椒粒，炸成紫红色，捞出，放白菜条翻炒，放姜丝、蒜片、海米翻炒，加醋、糖、食盐、鲜汤，加盖炖10分钟。去盖，放青椒条翻炒，调味，湿淀粉勾芡，点香油。

【用法】佐餐食用。

【功效】清热除烦，利尿通便。适用于肥胖症患者。

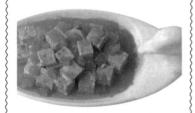

番茄豆腐

【原料】番茄500克，豆腐1块，鸡蛋一个，葱2根，番茄汁100毫升，糖、料酒、生粉、食盐。

【制作】豆腐切丁，开水焯一下捞出，将生粉、鸡蛋放入碗中调匀，倒豆腐里。锅上火，放花生油烧热，将浆匀的豆腐过油捞出。锅内放底油，放葱末、姜末、番茄块炒出香味，加糖、食盐、料酒、番茄汁100毫升，把豆腐放入用微火焖，勾芡汁，淋入少许明油。

【用法】佐餐食用。

【功效】强健血管，降脂降压。适用于动脉硬化、肥胖症患者。

山楂炒绿豆芽

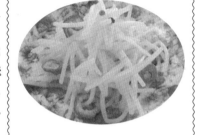

【原料】山楂120克，绿豆芽300克，花椒、大葱、生姜、食盐、黄酒、食用植物油。

【制作】将绿豆芽漂洗干净，沥干水分，备用。山楂去核切成丝，大葱、生姜切成丝，备用。炒锅入油烧热，放入花椒炸出香味，拣出，放入葱丝、生姜丝煸香，加入绿豆芽翻炒，再加入黄酒、食盐、山楂丝略炒即可。

【用法】佐餐食用。

【功效】健脾开胃，瘦身美容。适用于肥胖症患者。

鱼香油菜心

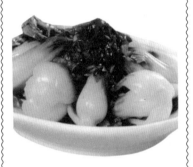

【原料】油菜心500克，食用植物油、醋、糖、酱油、食盐、干淀粉、郫县豆瓣酱、葱花、姜末、蒜末。

【制作】将油菜心洗净。豆瓣酱剁碎。将醋、糖、食盐、酱油、干淀粉对成调味汁。锅中加入适量食用植物油烧热，下油菜心略炒，盛出。锅中再放油，将豆瓣酱碎和葱花、姜末、蒜末一同下锅煸炒，待出香味后，烹入兑好的调味汁稍炒，下油菜心炒匀。

【用法】佐餐食用。

【功效】降低血脂，解毒消肿。适用于肥胖症患者。

番茄炒菜花

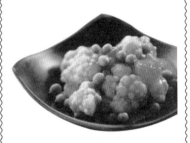

【原料】菜花1个，番茄1个，豌豆100克，糖1/2小匙，食盐1小匙，水淀粉2小匙，番茄沙司4小匙，生抽1小匙。

【制作】菜花切朵，番茄切块。豌豆洗净。锅中倒清水，煮开后，放菜花，大火焯2分钟，放豌豆焯烫1分钟，捞出沥干。锅中倒油至七成热，放番茄、菜花和豌豆翻炒，倒番茄沙司炒匀。倒清水，加生抽、糖和食盐，搅拌，中火煮约2分钟，改大火，淋水淀粉，翻炒均匀。

【用法】佐餐食用。

【功效】消炎解毒，健胃消脂。适用于肥胖症患者。

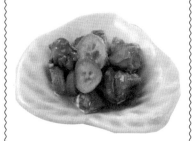

山楂炖兔肉

【原料】净兔肉500克，山楂40克，糖色5克，姜丝5克，葱段5克，食盐3克，料酒10克。

【制作】兔肉洗净，切块。山楂洗净，待用。锅置火上，放适量清水、兔肉块、山楂同煮至烂，再放入食盐、料酒、姜丝、葱段、糖色，烧至汁浓入味，盛入盘中。

【用法】佐餐食用。

【功效】补中益气，消脂健脾。适用于肥胖症患者。

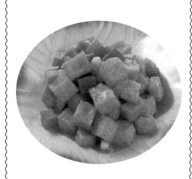

山楂豆腐

【原料】山楂糕150克，豆腐450克，食用植物油30克，葱花、姜末、蒜蓉、食盐、糖、酱油、醋、湿淀粉。

【制作】将山楂糕、豆腐切块。炒锅置火上，入油烧热，放山楂糕、豆腐块炸至呈金黄色。将炒锅置火上，留底油烧热，投葱花、姜末、蒜蓉稍炸，倒入山楂糕块和豆腐块，加食盐、糖、醋、酱油及清水，用湿淀粉勾芡。

【用法】佐餐食用。

【功效】润燥消脂，生津止渴。适用于口臭口渴、肠胃不清、肥胖症患者。

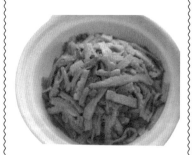

苦瓜炒竹笋

【原料】竹笋200克，虾皮50克，苦瓜1个，花椒少许，香油1小匙，姜片、食盐。

【制作】竹笋去皮切片，焯水去涩去草酸。苦瓜洗净去瓤，切段。锅中加姜片、虾皮调味煸炒。放入苦瓜炒3~5分钟后，放食盐、香油、花椒调味，关火前放入竹笋略炒1分钟。

【用法】佐餐食用。

【功效】清热消脂化痰，益气和胃。适用于便秘、肥胖症患者。

麻香海带

【原料】鲜海带 200 克，黄瓜 50 克，猪肉 100 克，食用植物油、食盐、干川红椒、花椒粒、葱、蒜、黑白芝麻。

【制作】海带、黄瓜均切菱形片。猪肉剁成泥。海带入沸水锅中汆烫约 2 分钟，捞起控干。锅入油烧热，下猪肉煸炒至变色，下葱、蒜、花椒粒、干川红椒爆香，放黄瓜，加食盐，再下入海带翻炒均匀，撒入黑白芝麻。

【用法】佐餐食用。

【功效】降血脂，降血糖。适用于高血脂、冠心病、糖尿病、肥胖症患者。

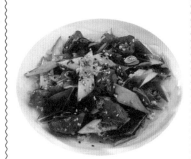

黑椒牛柳

【原料】牛里脊肉 200 克，洋葱、青椒、红椒各 1 个，黑胡椒粉 6 克，食盐 4 克，糖、蚝油、料酒各 5 克，淀粉 15 克，食用植物油。

【制作】将牛里脊肉切片加入料酒、食用植物油和淀粉，拌匀腌 30 分钟。将洋葱剥切块。青椒和红椒去蒂、除籽、切片。炒锅倒油烧热，放入腌好的牛柳，翻炒到变色，放黑胡椒粉、蚝油、糖、食盐继续翻炒均匀，再放入洋葱片和青椒片、红椒片，炒熟。

【用法】佐餐食用。

【功效】滋养脾胃，强健筋骨。适用于老年性肥胖症、高血压患者。

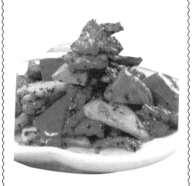

萝卜丝虾皮

【原料】虾皮 50 克，青萝卜 300 克，食盐、胡椒粉、香油、花生油、葱丝、姜丝、汤。

【制作】虾皮、粉丝洗净泡软，青萝卜去皮，切丝。将萝卜丝焯水捞出。炒锅上火，加油烧热，下葱、姜爆锅，加入原料、调料及适量汤，调味，炖至熟透，淋香油。

【用法】佐餐食用。

【功效】消脂化痰，除燥生津。适用于食积胀满、肥胖症患者。

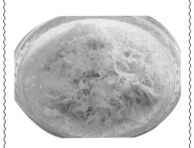

素烧南瓜

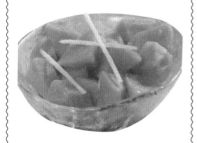

【原料】南瓜500克，食用植物油、姜丝、食盐。

【制作】南瓜洗净外皮，挖去瓤、籽，切块。锅中倒入食用植物油烧至五成热，放入姜丝炒香后再放入南瓜块翻炒几下，加500毫升沸水煮沸。改小火煮10分钟，加食盐，待汤汁收干即可。

【用法】佐餐食用。

【功效】补中益气，消脂通便。适用于糖尿病、肥胖症患者。

芹菜鳕鱼

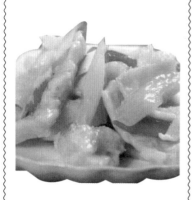

【原料】芹菜、鳕鱼各150克，蟹肉棒50克，食用植物油、料酒、干淀粉、食盐、葱末、姜末、红辣椒。

【制作】鳕鱼切抹刀片，加食盐、干淀粉拌匀腌渍。芹菜斜刀切段。红辣椒去蒂、子，切片。蟹肉棒切片。炒锅倒入食用植物油烧热，下葱末、姜末爆出香味，放入鳕鱼、蟹肉棒片、芹菜段、红辣椒片，加入料酒、食盐翻炒至熟。

【用法】佐餐食用。

【功效】降低血压，消脂通便。适用于肥胖症患者。

青蒜炒鳝鱼片

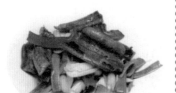

【原料】鳝鱼500克，青蒜250克，姜末，食盐、豆粉、糖、食用植物油、料酒、水淀粉。

【制作】先将鳝鱼宰杀，去除内脏，用少许食盐腌去黏液，并且投入沸水中焯去鱼腥，切片放入碗内，加食盐、豆粉、糖、生姜拌匀上浆。将青蒜去根洗净，切段。起油锅，投入大蒜片煸炒至八成熟时盛起。再起油锅，投入姜末爆香，放入鳝鱼片，烹入料酒，煸炒片刻，倒入青蒜炒匀，调味，用水淀粉勾芡。

【用法】佐餐食用。

【功效】健脾和胃，降脂减肥。适用于高脂血症合并肥胖症患者。

香菇炒山药

【原料】山药 300 克，鲜香菇 50 克，胡萝卜 100 克，葱段、食盐、淡色酱油、胡椒粉、食用植物油。

【制作】将胡萝卜、山药分别去皮，切小片。香菇去蒂切薄片。锅内倒油烧热，爆香葱段，放山药片、香菇片、胡萝卜片炒匀，淋少许淡色酱油。锅中加水，中火焖煮 10 分钟至山药片熟软。出锅前加入食盐和胡椒粉调味。

【用法】佐餐食用。

【功效】健脾通便，延缓衰老。适用于小便短频、肥胖症患者。

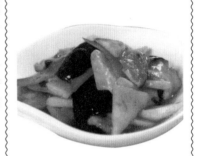

西芹黄花菜炒肉丝

【原料】猪瘦肉 150 克，水发黄花菜 150 克，西芹 100 克，姜丝、葱段各少许，食盐、料酒、生抽各 4 毫升，水淀粉、食用植物油。

【制作】西芹切丝，黄花菜去蒂。猪肉切丝，用生抽、食盐、淀粉拌匀。热油倒入肉丝炒散，盛出。锅留底油，爆香葱段、姜丝，倒入西芹、黄花菜炒至熟软，加肉丝、调味料炒匀，勾芡。

【用法】佐餐食用。

【功效】清热利尿，消脂通便。适用于高脂血症、肥胖症、高血压患者。

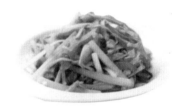

冬瓜炒胡萝卜

【原料】冬瓜 250 克，胡萝卜 150 克，青椒 1 个，食盐、鲜汤、水淀粉、食用植物油。

【制作】冬瓜、胡萝卜、青椒洗净。冬瓜去皮及瓤，切成丝。胡萝卜切成丝。青椒去籽，切成丝。锅上火倒入油烧热，下冬瓜丝、胡萝卜丝、青椒丝翻炒片刻，再溜入少许鲜汤，加入食盐、糖炒入味，用水淀粉勾芡，起锅装盘。

【用法】佐餐食用。

【功效】清热化痰，消脂通便。适用于肥胖、高血脂、高血压、冠心病和糖尿病患者。

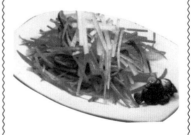

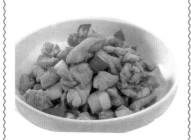

水萝卜炝兔丁

【原料】兔腿 300 克，水萝卜 100 克，食盐、糖、花椒油、酱油。

【制作】将兔腿洗净，入沸水烫，捞出，用清水冲净。水萝卜洗净切丁，备用。炒锅上火倒入水，调入少许食盐，下入兔腿煮至成熟，捞起晾凉，去骨切丁。将兔肉、水萝卜倒入盛器内，调入食盐、酱油、糖和烧热的花椒油，拌匀装盘。

【用法】佐餐食用。

【功效】宽中理气，消脂通便。适用于肥胖症患者。

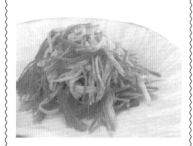

胡萝卜炒芹菜

【原料】胡萝卜、熟面筋各 100 克，芹菜、蒜苗各 50 克，食盐、酱油、醋、香油、熟菜油、湿淀粉适量。

【制作】胡萝卜切丝，芹菜切段，分别用食盐略腌，滗去食盐水。蒜苗段，面筋切丝，加食盐拌匀。将酱油、醋、食盐、湿淀粉调成汁。炒锅内加熟菜油烧至七成热，放胡萝卜丝、芹菜丝、面筋丝翻炒，加蒜苗，炒至菜熟软而不烂时烹入味汁，淋香油。

【用法】佐餐食用。

【功效】解毒宣肺，健胃消脂。适用于肥胖症患者。

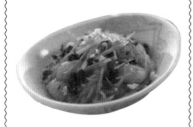

老干妈炒魔芋

【原料】魔芋 250 克，青椒 1 只，大葱 1/2 段，胡萝卜 1/2 根，蒜 2 瓣，姜丝少许，老干妈酱 2 小匙，黑胡椒少许，食盐。

【制作】魔芋用清水冲洗，锅里烧热水，把魔芋焯水。蒜切末，青椒、大葱、胡萝卜切片。油烧 7 成，放姜丝煸香，接着放蒜末，再放魔芋炒。炒两分钟后，放老干妈酱和青椒、大葱、胡萝卜、食盐、黑胡椒、翻炒。

【用法】佐餐食用。

【功效】清洁肠胃，帮助消化。适用于高血压、糖尿病、肥胖症患者。

丁香兔腿

【原料】兔腿 300 克，丁香 10 克，青椒 15 克，蒜瓣 25 克，食用植物油、食盐、蚝油、香油。

【制作】兔腿洗净，剁成块。青椒去蒂、籽，洗净切块。蒜瓣、兔腿块分别入油锅炸熟，捞起控油备用。锅内留底油，下丁香、蒜瓣爆香，调入蚝油、食盐，下入兔腿块，小火炒至成熟，撒入青椒块，淋香油，装盘。

【用法】佐餐食用。

【功效】止渴健脾，养利大肠。适用于肥胖症患者。

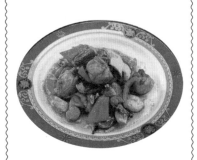

芹菜炒千张

【原料】豆腐皮 200 克，芹菜 150 克，胡萝卜 100 克，葱姜丝、鲜汤、食盐、花椒油。

【制作】芹菜去叶，撕去筋络，洗净切段。豆腐皮、胡萝卜分别切成丝。锅内放油烧热，炒香葱、姜丝，放入芹菜煸炒，加少许鲜汤，放入豆腐皮丝、胡萝卜丝，用食盐调味，翻炒均匀，淋花椒油出锅。

【用法】佐餐食用。

【功效】清肠利便，润肺止咳。适用于肥胖症患者。

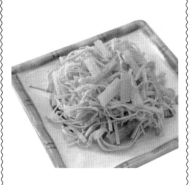

炒菠菜

【原料】菠菜 500 克，蒜泥 10 克，食盐。

【制作】将菠菜洗净，切成 5 厘米长的小段。锅上火烧热，放入菠菜煸炒几下，放食盐、花生油、蒜泥，再炒 3 分钟，菠菜软嫩，略有汤汁，装盘。

【用法】佐餐食用。

【功效】促进肠道蠕动，消脂通便。适用于糖尿病、肥胖症患者。

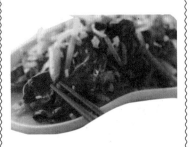

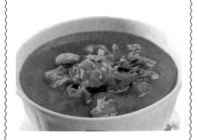

蚝香兔肉煲

【原料】兔肉 300 克，笋尖、马蹄、冬菇各 50 克，尖椒、蒜瓣各 20 克，蚝香汁、料酒、食盐、姜片、葱段、花生油。

【制作】将兔肉切成均匀的块，汆水待用。笋尖、马蹄、冬菇、尖椒、蒜瓣分别切丁，待用。起油锅烧热，用葱段、姜片爆锅，放入处理好的原料及食盐和料酒炒香，倒入蚝香汁爆炒烧熟，转入烧热的砂锅内。

【用法】佐餐食用。

【功效】润肠通便，止渴健脾。适用于肥胖症患者。

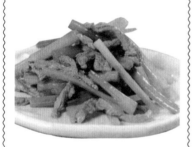

芹菜炒牛肉

【原料】芹菜、牛肉各 150 克，食用植物油、胡椒粉、酱油、食盐、水淀粉。

【制作】芹菜去根、叶，洗净，切段。牛肉洗净，切丝，用胡椒粉、酱油、水淀粉抓匀腌渍。锅置火上，倒入食用植物油烧热，再放入腌好的牛肉丝煸炒至七成熟后捞出，沥油。锅留底油，放入芹菜段大火翻炒，加入牛肉丝，并用胡椒粉、食盐炒匀，用水淀粉勾芡。

【用法】佐餐食用。

【功效】平肝清热，祛风利湿。适用于肥胖症患者。

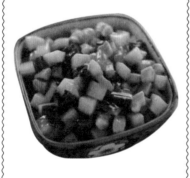

黄瓜炒肉丁

【原料】黄瓜 200 克，猪瘦肉 100 克，葱段、食盐、淀粉、料酒、酱油。

【制作】黄瓜洗干净，切成小块状。将猪瘦肉洗干净，切成小片状，用酱油、淀粉、料酒和食盐腌好。锅中放入猪瘦肉与葱段，以大火炒。猪肉八成熟时，放入黄瓜块一起炒。再略炒后，起锅盛盘。

【用法】佐餐食用。

【功效】清热解毒，促进消化。适用于肥胖症患者。

红烧兔肉

【原料】兔肉 400 克，鲜笋、水发香菇各 100 克、香葱、青蒜、干辣椒、八角、十三香、生抽、老抽、食盐、黄酒、食用植物油。

【制作】兔肉切块，下温水锅煮至水开，捞出冲洗干净。锅入油烧热，下葱、姜、兔肉炒香，淋入黄酒、水，放入十三香、干辣椒、八角、食盐、生抽、老抽，烧开后转小火，待汤汁快干时投入鲜笋、香菇，翻炒 1 分钟关火，撒青蒜，略炒。

【用法】佐餐食用。

【功效】益气健脾，消脂通便。适用于肥胖症患者。

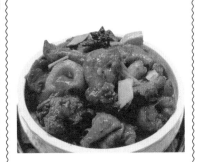

菠菜汆鱼片

【原料】草鱼 200 克，菠菜 75 克，食用植物油、食盐、姜、蛋清、淀粉、香油、清汤。

【制作】将草鱼洗净，去骨片，打入鸡蛋清，加入淀粉抓匀上浆。菠菜洗净，入沸水中焯 30 秒，切段备用。炒锅置火上，倒入食用植物油烧热，放入鱼片滑油，捞起控油，待用。锅留底油，爆香姜，放入菠菜煸炒片刻，倒入清汤，放入鱼片，调入食盐烧沸至熟透，淋入香油。

【用法】佐餐食用。

【功效】敛阴润燥，通肠导便。适用于坏血病、痔疮、肥胖症患者。

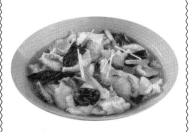

春笋豌豆

【原料】春笋尖 150 克，嫩豌豆 50 克，食盐、水淀粉、食用植物油。

【制作】豌豆洗净，在沸水锅中略焯，在凉水中浸 5 分钟，捞出沥干。春笋洗净，切丁，入沸水焯烫，捞出沥干。炒锅置中火上倒入食用植物油烧热，放入豌豆和春笋丁略炒，加水 50 毫升煮沸。加食盐搅匀，用水淀粉勾芡。

【用法】佐餐食用。

【功效】滋阴凉血，和中润肠。适用于便秘、肥胖症患者。

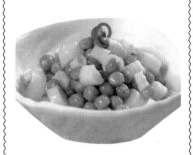

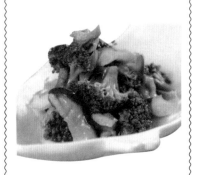

百合炒西兰花

【原料】西兰花 250 克，干百合 100 克，香菇片 120 克，糖、香油、胡椒粉、食盐、姜片、水淀粉、食用植物油。

【制作】百合洗净，入沸水煮约 3 分钟捞起，过凉，沥干。西兰花洗净，掰为小朵，入沸水焯约 1 分钟，捞出沥干。锅中加食用植物油烧热，爆香姜片，下香菇片炒几下，下入西兰花和百合炒匀。再加入适量水、糖、食盐、胡椒粉、香油炒片刻，用水淀粉勾芡。

【用法】佐餐食用。

【功效】补肾填精，健脑壮骨。适用于耳鸣健忘、脾胃虚弱、肥胖症患者。

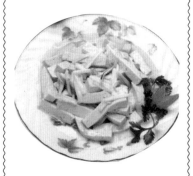

春韭炒豆腐

【原料】豆腐 300 克，（春天）韭菜 100 克，食盐、猪油、葱、姜。

【制作】将豆腐切成长 4 厘米、厚 1 厘米、宽 1 厘米的条，放在开水中焯一下。葱、姜切成丝。韭菜择好洗净，切成长约 2.5 厘米的段。炒锅上火，放猪油，下葱、姜丝略炒，加入滤干水分的豆腐条，不停地翻炒，加入食盐。豆腐受热均匀后，加入韭菜翻炒几下。

【用法】佐餐食用。

【功效】通便润肠，益肝健胃。适用于痔疮、肥胖症患者。

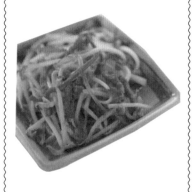

豆芽炒肉丝

【原料】绿豆芽 250 克，猪瘦肉 100 克，糖、料酒、酱油、食盐。

【制作】将绿豆芽摘根，洗净，控去水分。把猪瘦肉切成丝锅内放油，烧热，下入肉丝煸炒，加酱油、料酒、糖翻炒。待肉丝微卷，盛出。另起锅放油烧热，倒入绿豆芽翻炒。待豆芽炒至半熟时，将肉丝倒入，炒到豆芽熟后加食盐出锅。

【用法】佐餐食用。

【功效】促进肠道蠕动，有助毒素排出。适用于肥胖症患者。

番茄牛肉

【原料】嫩牛肉 150 克，番茄 100 克，食用植物油、葱段、料酒、酱油、糖、食盐、水淀粉。

【制作】牛肉切片，加料酒、酱油、糖、水淀粉、适量食用植物油腌渍 15 分钟。番茄切片。炒锅倒入食用植物油烧热，下入牛肉片炒散，待肉色变白时加入番茄片、葱段翻炒，加入剩余的酱油、食盐、糖调味，用水淀粉勾芡。

【用法】佐餐食用。

【功效】强健筋骨，化痰息风。适用于筋骨酸软、肥胖症患者。

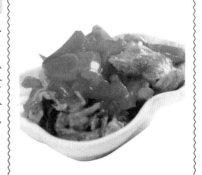

鸡蛋炒韭菜

【原料】鸡蛋 3 个，韭菜 200 克，食用植物油 15 克，熟猪油 10 克，食盐适量。

【制作】将韭菜洗净，切段。鸡蛋磕入碗内，加少许食盐打散。炒锅置火上，加入食用植物油，烧热，倒入蛋液，炒成小团块时倒出。炒锅放猪油，烧热，下入韭菜段，用旺火速炒，加食盐调味，快熟时，倒入鸡蛋，翻炒均匀。

【用法】佐餐食用。

【功效】行气理血，润肠通便。适用于痢疾、肥胖症患者。

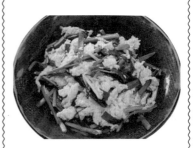

咖喱蔬菜

【原料】马铃薯 1 个，胡萝卜 1/2 个，洋葱 1/2 个，荷兰豆 100 克，红甜椒 1/2 个，食盐 1 小匙，蒜 2 瓣，咖喱粉 1 大匙，糖 1 小匙，食用植物油适量。

【制作】马铃薯、胡萝卜、洋葱、红甜椒洗净后切成块备用。蒜切末，洋葱也切成末。锅热后烹入油，加入蒜末和洋葱翻炒爆香。加入马铃薯和胡萝卜翻炒。待马铃薯和胡萝卜微软后加入咖喱粉，放入荷兰豆和红甜椒翻炒均匀，出锅前调入食盐和一点点糖调味。

【用法】佐餐食用。

【功效】胃健解毒，减少脂肪。适用于肥胖症患者。

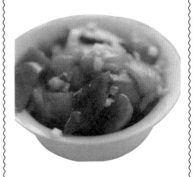

肉末冬瓜

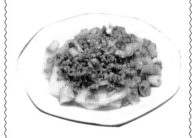

【原料】冬瓜 400 克，猪瘦肉末 100 克，红甜椒 1 个，葱末、姜末、豆瓣酱、料酒、酱油、食盐、鲜汤、食用植物油。

【制作】冬瓜去皮、瓤，切块。红椒去籽，切碎成米粒状。锅上火倒入油烧热，下肉末略煸，烹入料酒、酱油，放入豆瓣酱、葱姜末、红椒，添加少许鲜汤，待肉末烧熟装入碗中。净锅上火倒入油烧热，下冬瓜略炒，添加适量鲜汤，加入食盐烧熟，盛入盘中，将剞十字花刀面朝上，浇上肉末。

【用法】佐餐食用。

【功效】消热，利水，消肿。适用于糖尿病、动脉硬化症、肥胖者等患者。

葱爆兔肉片

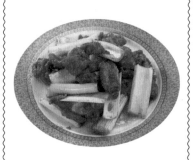

【原料】净兔肉 350 克，大葱白 200 克，花生油、料酒、酱油、食盐、香油。

【制作】将兔肉洗净，入沸水锅中余去血水，捞出切片。大葱白洗净，斜刀切片。锅中加花生油烧热，下少许葱片爆锅，放入兔肉片略炒，加料酒、酱油、食盐炒匀，再加适量水稍炖，加入剩余葱片，淋香油。

【用法】佐餐食用。

【功效】通便润肠，止渴健脾。适用于肥胖症患者。

大蒜茄子

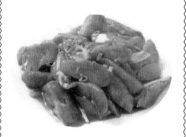

【原料】鲜嫩茄子 4 个，豌豆芽少许，大蒜 2 瓣，食盐、香油少许。

【制作】茄子洗净，去把削皮，切成两片相连的若干片，置锅内蒸透，晾凉待用。大蒜剥皮，拍扁剁成碎末。两片茄子之间放少量蒜末，外面抹一层食盐，放入带盖的干净容器中，置冰箱内，随吃随取，很方便。食用时放入滴入香油，放豌豆芽。

【用法】佐餐食用。

【功效】清除毒素，降低胆固醇。适用于动脉硬化、冠心病、肥胖症患者。

炒黄花菜

【原料】泡发黄花菜 350 克，食用植物油、食盐、酱油、花椒粒、葱末、水淀粉。

【制作】黄花菜择好洗净，切小段。锅中加入适量食用植物油烧热，下入花椒粒炸出香味。将葱末下入油锅爆香，放入黄花菜段翻炒，加入适量食盐、酱油，翻炒后，用水淀粉勾薄芡，出锅装盘。

【用法】佐餐食用。

【功效】清热利湿通便，降脂明目安神。适用于小便不通、肥胖症患者。

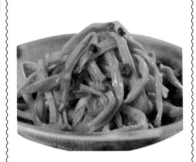

炒素斋

【原料】净冬瓜 200 克，口蘑 75 克，食用植物油、食盐、生抽、蒜蓉、香油。

【制作】冬瓜切菱形片，口蘑改刀。净锅入食用植物油烧热，下蒜蓉爆香，放入冬瓜，小火炒约 1 分钟，调入食盐、生抽，下入口蘑，大火炒至成熟，淋香油，装盘。

【用法】佐餐食用。

【功效】护肤美容，降压利尿通便。适用于肥胖症患者。

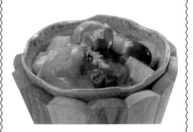

豌豆炒肉丁

【原料】猪瘦肉 300 克，干香菇 3 朵，青豌豆 200 克，红、黄椒 50 克，香油 1 小匙，糖 1/2 小匙，淀粉 2 小匙，料酒 1 小匙，生抽 1 小匙，食盐适量。

【制作】蟹肉切成丁，加 1 小匙淀粉、生抽和水拌匀腌 10 分钟。青豌豆粒放入沸水中煮 5 分钟，捞起用冰水浸泡，沥干待用。香菇用水泡发切丁，红、黄椒去籽切丁。将淀粉加水和胡椒粉调匀成湿淀粉。炒锅烧热放油，下猪肉丁炒散，加料酒。加香菇丁、青豌豆炒匀。加入红椒丁炒匀。加食盐、糖、料酒调味，加入湿淀粉勾芡炒匀。淋入 1 小匙香油起锅。

【用法】佐餐食用。

【功效】和中下气，润肠通便。适用于高脂血症、动脉硬化、糖尿病、肥胖症患者。

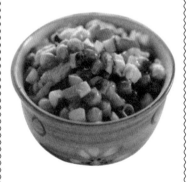

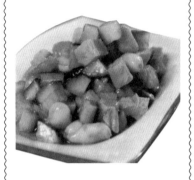

黄瓜花生肉丁

【原料】黄瓜丁适量，猪瘦肉、去皮花生仁各 60 克，食用植物油、酱油、食盐、干淀粉、姜片。

【制作】猪瘦肉洗净切丁，加入酱油、食盐、干淀粉腌渍。锅中加食用植物油烧热，放猪瘦肉丁与姜片翻炒取出，拣出姜片。锅中留底油烧热后下黄瓜丁与花生仁，加清水大火快炒，后放入猪瘦肉丁，加酱油与食盐，快炒至熟透。

【用法】佐餐食用。

【功效】清热利水，健脑安神。适用于水肿尿少、肥胖症患者。

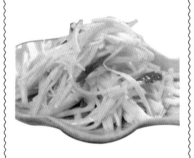

油焖茭白

【原料】茭白丝 300 克，葱丝、姜丝、食用植物油、料酒、糖、食盐、干红辣椒段、水淀粉。

【制作】炒锅内倒入食用植物油烧热，加入葱丝、姜丝煸炒出香味，加入茭白丝、食盐、料酒、糖，再煸炒片刻。盖好锅盖儿，稍焖片刻后加入干红辣椒段煸炒，用水淀粉勾芡。

【用法】佐餐食用。

【功效】利尿祛水，清热通便。适用于四肢水肿、小便不利、肥胖症患者。

酱烧茄子

【原料】茄子 500 克，豆瓣酱 25 克，葱姜、蒜、红椒、酱油、糖、淀粉、食盐。

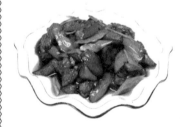

【制作】将茄子去皮，切方形长条，表面切十字花刀，葱、姜、蒜切片，红椒切丁，待用。将油下锅烧热后，下入茄子炸成金黄色捞出。将锅中油倒出，留少许底油，把葱姜、蒜、红椒丁和豆瓣酱一同下锅煸炒。待出香味时放入清水，把茄子、糖、食盐、酱油一同放入，烧开。转小火，待茄子烧透，勾入水淀粉烧开。

【用法】佐餐食用。

【功效】清热，活血，止痛，消肿。适用于高脂血症、冠心病、肥胖症患者。

虾仁黄瓜丁

【原料】鲜虾仁、黄瓜、笋尖各 100 克，鸡蛋清、食用植物油、料酒、食盐、淀粉、水淀粉。

【制作】虾仁洗净，吸干虾身的水分，用蛋清、淀粉、食盐、料酒上浆。黄瓜洗净，切成丁。笋尖去皮洗净，切成丁。锅置火上加油，烧至四成热时，放入虾仁滑散，连油一起倒在漏勺中沥油。锅内留底油，油热后推入虾仁，烹入料酒，放入笋尖丁、黄瓜丁翻炒，加食盐，用少许水淀粉勾芡，颠翻几次后出锅。

【用法】佐餐食用。

【功效】补肾壮阳，开胃化痰。适用于身体虚弱、肥胖症患者。

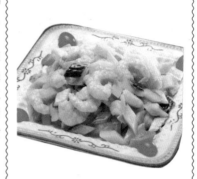

山药炒番茄

【原料】山药 350 克，番茄块 150 克，色拉油、食盐、糖、葱花、香油、香菜段、番茄。

【制作】山药去皮洗净，切片，焯水。锅入油烧热，爆香葱花，放入番茄煸炒，下入山药，调入食盐、糖、番茄酱炒匀，撒香菜，淋香油，装盘。

【用法】佐餐食用。

【功效】健胃消食，清热解毒。适用于肥胖症患者。

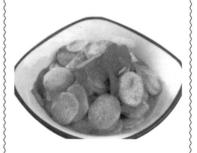

茭白笋炒毛豆

【原料】茭白笋 300 克，辣椒 1 个，毛豆 80 克，葱段、酱油、食盐。

【制作】将茭白笋洗干净，切成小段。锅中放清水煮沸，放入茭白笋稍微烫一下取出。将毛豆洗干净，放入锅中煮几分钟取出。将辣椒洗干净，切成细丝。锅中放入油烧热，放入葱段炒香。加入毛豆与茭白笋一起拌炒，加入酱油与食盐略炒后盛盘。

【用法】佐餐食用。

【功效】排出毒素，改善便秘。适用于高血压、肥胖症患者。

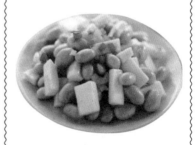

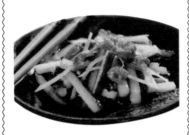

海米炒黄瓜

【原料】黄瓜 300 克，海米 20 克，食用植物油、葱丝、姜丝、食盐。

【制作】黄瓜洗净，切成长条。海米用温水泡软。炒锅内放食用植物油烧至六成热，下葱丝、姜丝炒香，加入海米略炒后，放黄瓜条、食盐，炒 1 分钟左右。

【用法】佐餐食用。

【功效】清热利水，润肠通便。适用于肥胖症患者。

咖喱兔肉

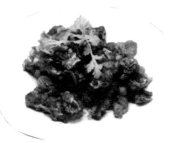

【原料】兔肉 500 克，番茄 1 个，葱、姜汁，姜丝、洋葱末、大蒜泥、咖喱粉、鲜牛奶、食盐、料酒、淀粉、鲜汤、食用植物油。

【制作】兔肉剁块。加葱、姜汁，食盐、料酒拌匀腌渍半小时。锅上火倒入油至 6 成热，将兔肉块拍粉入油锅，用小火炸熟，捞出沥油。锅中留少许底油烧热，投姜丝、洋葱末、蒜泥煸炒，放咖喱粉炒香，倒入少许鲜奶和鲜汤烧开，放炸熟的兔肉块，烧开后收稠卤汁，出锅装盘。

【用法】佐餐食用。

【功效】补脾益气，润肠通便。适用于肥胖者、高血压、糖尿病等患者。

西瓜皮炒毛豆

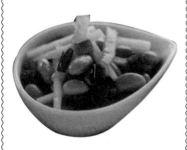

【原料】西瓜皮 100 克，毛豆 100 克，干辣椒 3 个，食用植物油、食盐少许。

【制作】西瓜皮削去外层青皮，去掉内层红瓤，切丝，加食盐腌。西瓜皮腌至少 30 分钟后，用水冲洗，挤干水分。毛豆冲洗干净，沥干水，干红辣椒剪成小段。炒锅烧热放油，放辣椒炝锅，放毛豆炒至脱皮状加西瓜皮丝一起翻炒 1~2 分钟，出锅。

【用法】佐餐食用。

【功效】美容减肥，开胃生津。适用于肥胖症患者。

清炒蒜薹

【原料】蒜薹 300 克,食用植物油、姜丝、食盐。

【制作】蒜薹择洗干净,切段,备用。炒锅内倒入食用植物油烧热,爆香姜丝。放蒜薹段翻炒至将熟时加入食盐,炒熟。

【用法】佐餐食用。

【功效】温中下气,润肠通便。适用于腹痛、腹泻、肥胖症患者。

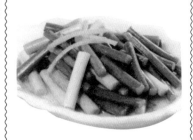

三色冬瓜丝

【原料】冬瓜、胡萝卜各 100 克,绿尖椒 50 克,食盐、食用植物油、湿淀粉。

【制作】冬瓜、胡萝卜、绿尖椒切成丝,用温油稍炸,捞出沥油。锅内放少许油烧热,下入冬瓜丝、胡萝卜丝和尖椒丝翻炒,加食盐调味,用湿淀粉勾芡。

【用法】佐餐食用。

【功效】降压利尿,减肥强身。适用于高血压、肥胖症患者。

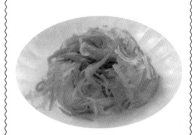

菠萝莲藕炒鸡丁

【原料】菠萝 100 克,红菜椒 50 克,西芹 50 克,鸡腿肉 50 克,藕 50 克,蛋清、葱、姜、蒜、淀粉、食盐、糖、胡椒粉。

【制作】鸡腿肉切丁,用食盐、胡椒粉、蛋清、水淀粉上浆入味五分钟。菠萝切小丁、西芹切丁、红菜椒切丁、藕去皮切丁。开水放油、食盐,将藕丁焯熟捞出。锅内放少许油,将鸡丁滑熟捞出留底油。煸香葱、姜、蒜,放入西芹、藕丁,加食盐、糖调味。放入滑好的鸡丁、红菜椒丁,可以用水淀粉勾一个薄芡。出锅,用菠萝小丁撒在菜上。

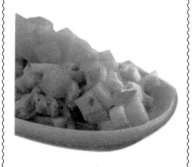

【用法】佐餐食用。

【功效】开胃清热,降脂通便。适用于肥胖症患者。

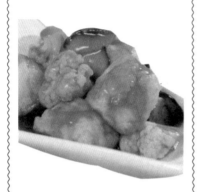

香菇日本豆腐

【原料】日本豆腐200克，菜花30克，鲜香菇3朵，食用植物油、蚝油、酱油、糖、面粉、水淀粉、高汤。

【制作】将菜花洗净，掰成小朵，入热锅内，煸炒至没有水分，捞出。香菇洗净，去蒂，切片。日本豆腐切成方块，裹上面粉，入热油锅内炸至金黄色，捞出，沥油。锅留底油，放香菇片、蚝油、酱油、糖翻炒，倒入高汤，放入日本豆腐块、菜花翻炒，用水淀粉勾芡。

【用法】佐餐食用。

【功效】降脂降压，延缓衰老。适用于动脉硬化、高血压、肥胖症患者。

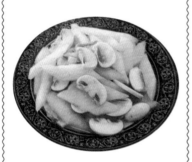

草菇冬瓜

【原料】冬瓜300克，草菇100克，豆芽汤、食盐、糖、料酒、湿淀粉、花生。

【制作】冬瓜去皮和瓤，切长方块，剞花刀，焯水至五成熟，过凉。草菇用水泡开洗净。炒锅入花生油烧热，倒入黄豆芽汤，加食盐、糖、料酒，放草菇、冬瓜烧4~5分钟，捞出冬瓜、草菇装盘，浇入用原汤勾成的芡汁。

【用法】佐餐食用。

【功效】降压利尿，减肥强身。适用于肥胖症患者。

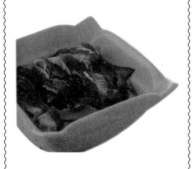

番茄鱼片

【原料】黄瓜150克，草鱼150克，番茄酱50克，鸡蛋50克，料酒5克，淀粉5克，食盐、糖。

【制作】将鱼肉洗净，切成片，用食盐、蛋清和淀粉调匀码味。黄瓜切片。锅放油烧热，放入鱼片滑散，至鱼片呈白色捞出，控干。锅内留底油，加入清汤烧沸，酌加食盐和糖，再放入鱼片和黄瓜片，用番茄酱勾芡。

【用法】佐餐食用。

【功效】健胃消食，润肠通便。适用于肥胖症患者。

干贝甜椒

【原料】干贝 200 克，青甜椒片、红甜椒片、黄甜椒片、鲜香菇片，食用植物油、蒜片、姜片、食盐、胡椒粉。

【制作】每个干贝横切成 2 片后，用沸水浸泡 1 分钟左右，沥干水分，上蒸锅蒸熟。锅内倒入食用植物油烧热，爆香蒜片、姜片，加入香菇片略炒。将青甜椒、红甜椒、黄甜椒片倒入锅中，放入食盐、胡椒粉拌炒，放入干贝片稍炒几下。

【用法】佐餐食用。

【功效】润肠养血，滋补肾脏。适用于肥胖症患者。

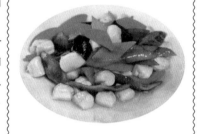

虾仁冬瓜

【原料】虾 100 克，冬瓜 300 克，香油、食盐。

【制作】将虾去壳，剔除沙线，洗净，沥干水分，放入碗内。冬瓜洗净，去皮、瓤，切成小骨牌块。虾仁随凉水入锅，煮至酥烂时加冬瓜，同煮至冬瓜熟，入食盐调味，盛入汤碗，淋上香油。

【用法】佐餐食用。

【功效】减肥强身，降压利尿。适用于肥胖症患者。

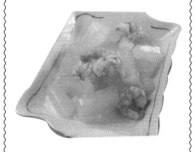

冬瓜烩芸豆

【原料】鲜芸豆 200 克，冬瓜 200 克，豆腐 200 克，食盐、香油。

【制作】鲜芸豆洗净，冬瓜洗净去皮切块，豆腐切小块。锅中倒入少许底油，先倒入冬瓜块翻炒，随后倒入芸豆和豆腐块，倒入清水没过菜。水煮开后，再煮 2 分钟关火，调入食盐和香油。

【用法】佐餐食用。

【功效】减肥强身，护肤美容。适用于肥胖症患者。

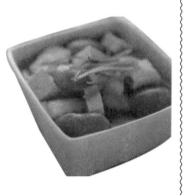

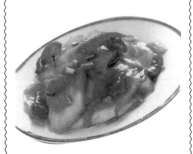

金边白菜

【原料】白菜片 600 克，干红辣椒段 3 个，食用植物油、葱花、食盐、酱油、醋、水淀粉。

【制作】锅内倒入食用植物油烧至七成热，放入干红辣椒段、葱花爆香，立即放入白菜片，将白菜炒至稍软，继续反复翻炒。炒至白菜片刀口略黄时，倒入醋再继续翻炒，放入酱油、食盐、糖调味，出锅前用水淀粉勾薄芡。

【用法】佐餐食用。

【功效】养胃生津，清热除烦。适用于肥胖症患者。

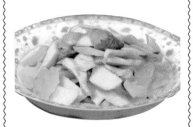

苦瓜炒杏鲍菇

【原料】苦瓜 150 克，杏鲍菇 100 克，山茶油、姜片、食盐、花椒、黄酒。

【制作】苦瓜洗净去瓤，切片。杏鲍菇洗净切片，焯水，捞出沥干。炒锅放油烧热，用花椒炝锅，下姜片煸香，倒入苦瓜翻炒，放入杏鲍菇、黄酒炒熟，加食盐调味，出锅。

【用法】佐餐食用。

【功效】健脾开胃，降脂通便。适用于肥胖症患者。

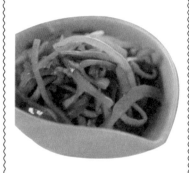

青椒干丝

【原料】豆腐干 300 克，青椒丝 50 克，食盐 1 小匙。

【制作】豆腐干切丝，油锅烧热，先后放入豆腐干丝、青椒丝炒熟，加食盐调味。

【用法】佐餐食用。

【功效】促进新陈代谢，防止动脉硬化。适用于动脉硬化、肥胖症患者。

菊花炒鸡丝

【原料】鸡脯肉丝200克，鲜菊花瓣适量，鸡蛋2个（取蛋清），冬笋丝50克，食用植物油、料酒、食盐、胡椒粉、糖、干淀粉、葱花、姜末。

【制作】鸡脯肉丝加少许食盐、蛋清、干淀粉拌匀。锅中加油烧至四五成热时下鸡肉丝、冬笋丝滑炒，捞出。锅中留底油烧热，爆香葱花、姜末后下入鸡肉丝、冬笋丝和料酒、食盐、胡椒粉、糖快速翻炒，下菊花瓣拌炒。

【用法】佐餐食用。

【功效】温中健脾，益气养血。适用于肥胖症患者。

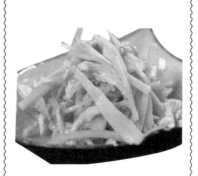

里脊苦瓜

【原料】苦瓜200克，猪里脊肉200克，葱末2克，姜末2克，食盐3克，蛋清、湿淀粉、糖、花生油。

【制作】苦瓜洗净切丝。里脊肉洗净切丝，加蛋清、湿淀粉抓匀。锅置火上，放入花生油烧至六成热，放入里脊肉丝，翻炒至八成熟时盛出。锅内放花生油，油热后放葱、姜末爆香，放入苦瓜翻炒2分钟，再将猪肉丝放入，加食盐、糖调味炒匀，出锅。

【用法】佐餐食用。

【功效】清火润肠，降脂通便。适用于肥胖症患者。

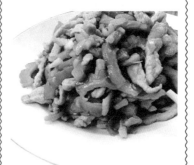

韭菜炒干丝

【原料】韭菜200克，豆腐干100克，食盐。

【制作】将韭菜洗净后切成段，豆腐干洗净后切成丝。炒锅烧热放油，下韭菜翻炒。撒上干丝，加少许食盐快速翻炒。

【用法】佐餐食用。

【功效】帮助消化，治疗便秘。适用于肥胖症患者。

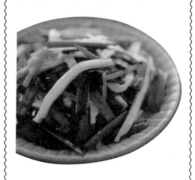

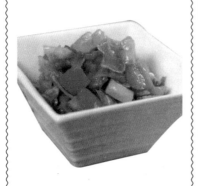

冬菜苦瓜

【原料】苦瓜 500 克，冬菜 100 克，红椒 15 克，酱油、食盐、食用植物油、花椒粒。

【制作】将苦瓜去蒂、瓤，洗净切丁。冬菜选嫩尖，洗净切段。红椒去蒂、籽，洗净切块备用。净锅置中火上加热，下苦瓜和食盐，煸干水分铲起。锅内倒油烧至六成热，放红椒块、花椒粒炸香，倒入苦瓜丁，加酱油、冬菜段翻炒熟。

【用法】佐餐食用。

【功效】清肠止痢，凉血解毒。适用于肥胖症患者。

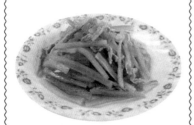

苦瓜炒肉丝

【原料】苦瓜 1 个，蜂蜜、冰块。

【制作】苦瓜洗净，用削皮器削成薄片，待用。苦瓜片加冰块，放入保鲜盒冷藏 1 小时。取出苦瓜装盘，浇上蜂蜜食用。

【用法】佐餐食用。

【功效】健脾开胃，凉血解毒。适用于肥胖症患者。

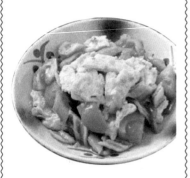

辣椒番茄炒蛋

【原料】番茄 2 个，鸡蛋 2 个，辣椒、食盐、葱花。

【制作】辣椒洗净、去籽、切菱形块。番茄切成块，鸡蛋打开放入碗中打匀。锅内放入的油，油热后，倒入鸡蛋液，蛋液凝固成形后，轻轻地把鸡蛋用铲子分开，把鸡蛋从锅里取出。鸡蛋取出后，锅内有少许底油，加入葱花，煸炒出味，倒入番茄块，翻炒几下，这时加入炒好的鸡蛋，加辣椒，放入少许食盐，翻炒几下，出锅。

【用法】佐餐食用。

【功效】祛除脂肪，帮助消化。适用于肥胖症患者。

干煸豇豆

【原料】嫩豇豆 400 克，碎芽菜 40 克，料酒、酱油、食盐、香油、食用植物油。

【制作】豇豆择好洗净，切为寸段备用。锅中加入适量食用植物油烧热，下入豇豆段，炸至皮皱时捞出，沥油备用。锅中留底油，倒入适量酱油，放入豇豆段煸炒至干香，加入食盐、芽菜、香油、料酒稍炒。

【用法】佐餐食用。

【功效】理中益气，健胃补肾。适用于肥胖症患者。

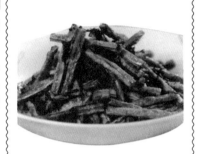

魔芋玉米粒

【原料】魔芋豆腐 500 克，冻甜玉米粒 150 克，剁椒、葱末、食盐、玉米油、黄酒、花椒油。

【制作】魔芋洗净，切条。甜玉米粒化冻，沥干水分。锅里放玉米油烧热，放入葱末、剁椒炒香，放入魔芋条、黄酒翻炒，放入玉米粒、食盐炒至入味，加入花椒油翻炒几下出锅。

【用法】佐餐食用。

【功效】整肠排毒，化痰软坚。适用于肥胖症患者。

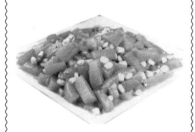

烧马铃薯

【原料】马铃薯 3 个，葱、食盐、酱油。

【制作】将马铃薯洗干净，削去外皮，切成块状。葱洗干净，切成细粒状。将油锅烧热，放入葱爆炒。放入马铃薯块拌炒，加入酱油与食盐，加少许水。盖上锅盖焖煮 5 分钟，直至马铃薯软烂出锅。

【用法】佐餐食用。

【功效】去除胀气，改善便秘。适用于便秘、肥胖症患者。

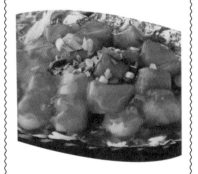

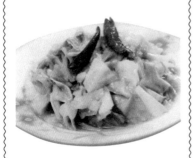

辣炒圆白菜

【原料】圆白菜 400 克，食用植物油、蒜末、干红辣椒块、葱丝、姜丝、食盐、香油。

【制作】圆白菜洗净，放沸水中焯一下，过凉，切小片。炒锅倒入食用植物油烧至六成热，放葱丝、姜丝、辣椒块、蒜末炒出香味。再加入食盐、香油，炒成调味汁，浇在圆白菜片上。

【用法】佐餐食用。

【功效】利五脏，调六腑。适用于肥胖症患者。

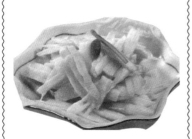

素炒竹笋

【原料】竹笋 400 克，花生油、食盐、蚝油、姜蒜丝、香油。

【制作】竹笋洗净，斜刀切成条，入沸水锅焯水，沥净水分。炒锅入花生油烧热，下姜、蒜丝爆香，烹入蚝油，放入竹笋，调入食盐翻炒至入味，淋入香油，装盘中。

【用法】佐餐食用。

【功效】滋阴凉血，和中润肠。适用于肥胖症患者。

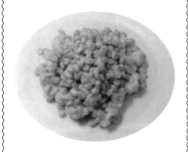

玉米花菜

【原料】花菜 300 克，玉米粒 100 克，红甜椒 1 个，姜、蒜末，食盐、糖、水淀粉、食用植物油。

【制作】花菜掰成小朵，入沸水中焯透，捞入冷水中过凉，沥水待用。红甜椒洗净，去籽，切成片。锅上火倒入油烧热，投入姜、蒜末煸香，下红甜椒、花菜、玉米粒，加入食盐、糖炒匀，添加少量水，烧沸后，用水淀粉勾芡，淋油，起锅装盘。

【用法】佐餐食用。

【功效】益肺宁心，健脾开胃。适用于高脂血症、心血管疾病、肥胖症、脂肪肝等患者。

鲜蘑圆白菜

【原料】圆白菜500克、鲜蘑菇150克。糖、葱丝、料酒、姜丝、食盐、香油、食用植物油、高汤。

【制作】鲜蘑菇切片。圆白菜切段。锅中加食用植物油烧热，下姜丝、葱丝爆出香味，下圆白菜段，迅速翻炒，烹入料酒，放鲜蘑菇片、食盐、糖、高汤翻炒几下，煮沸，淋香油。

【用法】佐餐食用。

【功效】止咳化痰，通便排毒。适用于肥胖症患者。

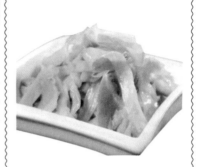

春笋百合

【原料】春笋150克，鲜百合100克，玉米粒30克，食用植物油、食盐、糖、蒜片、料酒、香油。

【制作】春笋洗净，切成片。鲜百合扒开，用清水洗净。净锅上火，倒入水烧沸，放入春笋、玉米粒、百合焯水，捞起控净水分。净锅上火，倒入食用植物油烧热，下蒜片炒香，烹入料酒，放入春笋、玉米粒、百合，调入食盐、糖，翻炒均匀，淋香油，装盘。

【用法】佐餐食用。

【功效】清热化痰，解渴除烦。适用于肥胖症患者。

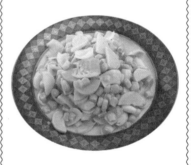

炒鳕鱼片

【原料】鳕鱼300克，豆豉100克，食用植物油、香油、酱油、甜面酱、糖、料酒、食盐、葱花、姜末、蒜末。

【制作】鳕鱼切成抹刀片，加食盐、酱油腌渍，下六成热的油锅内过一下，捞出沥油。炒锅倒入食用植物油烧热，下葱花、姜末、蒜末，煸出香味，加甜面酱、豆豉煸炒，烹料酒、酱油、食盐、糖，放鳕鱼片翻炒至鱼熟汁浓，淋香油。

【用法】佐餐食用。

【功效】活血通便，降脂降糖。适用于肥胖症患者。

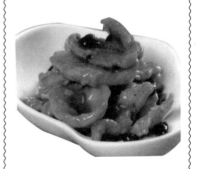

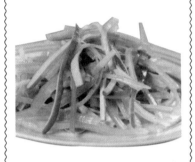

熏干炒芹菜

【原料】芹菜300克、熏豆腐干3块，葱花、食盐、食用植物油。

【制作】芹菜、熏豆腐干分别洗净，切丝，将芹菜丝入沸水中焯一下，捞出沥干水分，备用。起油锅，爆香葱花，放入熏豆腐干丝翻炒，再加入适量水。加入芹菜丝同炒至熟，并加入少许食盐调味。

【用法】佐餐食用。

【功效】平肝清热，清肠利便。适用于肥胖症患者。

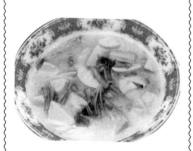

雪菜炒冬笋

【原料】雪菜500克，净冬笋250克，葱花、姜末、食盐、香油、湿生粉、糖。

【制作】将冬笋改刀切成大块，入水中浸泡10分钟。雪菜洗净，切成末。将泡好的冬笋切成长条，入沸水锅中焯透捞出。雪菜末入沸水中焯透，捞出。将葱、姜入油锅中爆香，烹入料酒，下入笋片和雪菜翻炒均匀，加入食盐、糖和水，用湿生粉勾芡，淋入香油。

【用法】佐餐食用。

【功效】养肝明目，开胃健脾。适用于肥胖症患者。

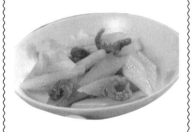

海米芹菜

【原料】芹菜400克、海米30克，食用植物油、葱花、食盐。

【制作】芹菜切成斜段。海米洗净，泡透，捞出，沥干。锅内倒入食用植物油烧热，放入葱花，煸出香味后倒入海米、芹菜段翻炒，加食盐炒熟。

【用法】佐餐食用。

【功效】清肠利便，润肺止咳。适用于肥胖症患者。

冬笋鸡片

【原料】鸡脯肉 200 克，冬笋片、胡萝卜片各 50 克，食用植物油、葱丝、姜丝、食盐、淀粉。

【制作】鸡脯肉切片，撒入淀粉拌匀。锅内倒油烧热，放鸡片，断生后捞出，盛入盘中。冬笋片倒入油中，过油后捞出。锅中留底油，放入葱丝、姜丝、胡萝卜片、食盐，翻炒一下，再倒入过油后的鸡片、冬笋片，炒熟。

【用法】佐餐食用。

【功效】温中补脾，益气养血。适用于肥胖症患者。

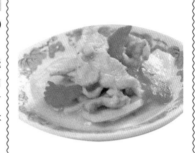

素炒三丝

【原料】胡萝卜 100 克，冬笋 100 克，香菜 100 克，花生油 50 克，食盐、香油、花椒、高汤。

【制作】将胡萝卜、冬笋分别切细丝。将香菜去叶，切寸段。锅内加清水烧开，把胡萝卜丝用开水焯过。锅内放花生油，烧热，下花椒炸出香味，捞去不用，加笋丝、胡萝卜丝煸炒，再放香菜、食盐、高汤翻炒熟，淋上香油。

【用法】佐餐食用。

【功效】宽肠利膈，祛脂减肥。适用于肥胖症患者。

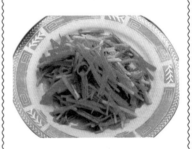

冬瓜炒竹笋

【原料】冬瓜 450 克，竹笋罐头 250 克，食用植物油 25 克，黄豆芽汤，食盐、湿淀粉。

【制作】将罐头打开取出竹笋放在盘中。将冬瓜洗净，去皮、籽，放入沸水锅中焯透捞出，放入凉水中浸泡，再捞出沥干水分，与竹笋放在一起。将炒锅置火上烧热，放入食用植物油 25 克，待油烧至六成热时，再加入竹笋和冬瓜，翻炒片刻，再放入少量食盐与黄豆芽汤，见汤汁浓稠时用湿淀粉勾芡。

【用法】供佐餐食用。

【功效】降脂减肥，降压降糖，利湿止渴。适用于糖尿病并发高血压、肥胖等患者。

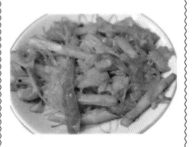

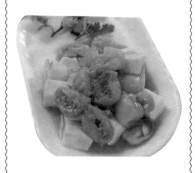

金银豆腐

【原料】豆腐 150 克，油豆腐 100 克，草菇（罐头装）20 只，葱段、汤料、酱油、白糖、葱油、湿淀粉各适量。

【制作】将豆腐、油豆腐均切成 2 厘米见方的小块，待用。锅中加水烧沸，加入汤料、豆腐块、草菇、酱油、白糖，煮 10 分钟左右，加湿淀粉勾芡，盛入碗中，周围倒入葱油，表面撒上葱段即可。

【用法】佐餐食用。

【功效】补益清热，生津止渴。适用于口臭、口渴、肥胖症患者。

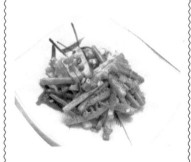

甜酱爆嫩笋

【原料】鲜竹笋 300 克，甜面酱、酱油、糖、花生油、葱花。

【制作】笋削净外皮，切粗条，放沸水中焯过，捞出沥水，再放七成热的油中炒至外皮微干时捞出，沥油。将所有甜面酱、酱油、糖调匀，成味汁。锅内加花生油烧热，加味汁爆香，放入鲜竹笋烧入味，至汤汁收干时撒入葱花，盛出。

【用法】佐餐食用。

【功效】通肠排便，开膈豁痰。适用于肥胖症患者。

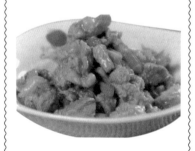

枸杞炒兔肉

【原料】兔肉 150 克、枸杞 10 克，食用植物油、葱末、食盐。

【制作】将兔肉洗净后切丁。枸杞洗净。炒锅中加入适量食用植物油烧热，下枸杞和兔肉丁，略炒后再放入葱末、食盐翻炒。

【用法】佐餐食用。

【功效】健脾，润肠，通便。适用于肥胖症患者。

孜然羊肉

【原料】瘦羊肉 300 克，冬笋 50 克，鸡蛋 2 个（取蛋清），孜然、食用植物油、料酒、食盐、糖、干淀粉、水淀粉、香油。

【制作】羊肉切薄片，加入蛋清、干淀粉后抓匀，腌渍。冬笋切片。锅中加食用植物油烧至五成热，下羊肉片滑炒，放冬笋片，一起盛出。锅留底油，加食盐、糖、料酒、孜然稍煸，倒入羊肉片、冬笋片，水淀粉勾芡，淋香油。

【用法】佐餐食用。

【功效】健脾益气，温中暖肾。适用于肥胖症患者。

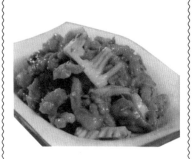

木耳黄瓜

【原料】水发木耳 100 克，黄瓜 200 克，花生油、食盐、无色酱油、香油、糖。

【制作】将黄瓜切成 2 毫米厚的小片，撒食盐腌 10 分钟，挤去水分，放在盘中。将酱油、糖、香油调成调味汁。水发木耳去杂洗净，挤干水分，撕成小片。炒锅加油烧热，加木耳炒熟，烹调味汁拌匀，盛入黄瓜盘内。

【用法】佐餐食用。

【功效】健脾益胃，通便止血。适用于肥胖症患者。

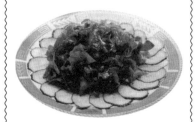

香菇炒豆苗

【原料】豆苗 500 克，香菇 50 克，葱 1 根，酱油、食盐、香油、糖。

【制作】豆苗洗净，沥去水分。香菇用水泡发，去蒂洗净，切成细丝。葱洗净，切成小段。把食油放入热炒锅，武火烧热后放入葱花爆香，盛出一半备用。再放入豆苗，连续翻炒 2 分钟，加入食盐，盛入盘中。往炒锅内放清水 100 克，加入酱油、香油、爆香葱段、糖、香菇丝，武火煮沸后改用中火烧 5 分钟。将香菇连汤浇入盘中的豆苗上食用。

【用法】佐餐食用。

【功效】清除积热，美容养颜。适用于肥胖症患者。

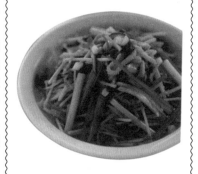

菊花茄子

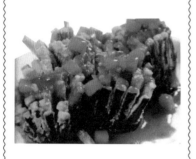

【原料】长茄子300克、胡萝卜1根，面粉、食用植物油、水淀粉、番茄酱、食盐、糖、葱花、姜末。

【制作】茄子去蒂，洗净，切4厘米长的段，在其横断面上剞十字花刀，撒少量食盐略腌，再蘸匀面粉。胡萝卜洗净，切丁。油锅烧至七成热，放茄花炸好，捞出沥油，放盘内。锅内留底油烧热，放入番茄酱略炒，再放入葱花、姜末、糖、胡萝卜丁、食盐、适量水烧沸，用水淀粉勾芡，浇淋在炸好的茄花上。

【用法】佐餐食用。

【功效】清肠健脾，延缓衰老。适用于肥胖症患者。

口蘑烧冬瓜

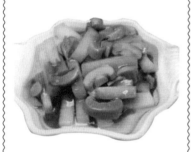

【原料】冬瓜400克，水发口蘑100克，姜末、食盐、料酒、鲜汤、食用植物油。

【制作】冬瓜洗净，去皮、瓤，切成小块。水发口蘑冲洗干净，改刀后待用。锅上火倒入油烧热，投入姜末炸香，下口蘑略煸炒，烹入料酒，添加适量鲜汤烧沸，放入冬瓜，加入食盐，烧至冬瓜熟透，起锅装盘。

【用法】佐餐食用。

【功效】利水清肠，解毒减肥。适用于高脂血症、高血压、肥胖症患者。

红烧腐竹

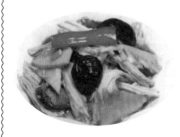

【原料】腐竹200克，水发玉兰片75克，蘑菇50克，姜粒、食盐、糖、料酒、酱油、水淀粉、鸡汤、香油、食用植物油。

【制作】腐竹泡软斜切成段，入沸水焯，沥净水。玉兰片切菱形。蘑菇批成薄片。锅上火倒入油烧热，投入姜粒爆香，放蘑菇略炒，烹料酒，加鸡汤烧开，下玉兰片、腐竹烧沸，加酱油、食盐等调味料，水淀粉勾芡，淋香油。

【用法】佐餐食用。

【功效】消脂减肥。适用于高脂血症、高血压、冠心病、肥胖症患者。

木耳鱼蓉

【原料】黑木耳片、冬笋片、火腿各25克，发菜10克，鳜鱼蓉250克，白菜、熟蛋白各50克，蛋清30克，食用植物油、水淀粉、香油、姜末、干淀粉、胡椒粉、清汤、食盐、葱花。

【制作】熟蛋白、火腿、白菜叶分别切丝，加发菜拌匀。鳜鱼蓉加食盐、蛋清、姜末、干淀粉搅匀，做鱼丸，在混合丝中滚一滚，逐个置平盘中，上锅蒸10分钟。锅内倒油烧热，下冬笋片、黑木耳片略煸，倒入适量清汤、食盐烧沸，再放蒸好的绣球鱼丸烧入味，用水淀粉勾稀芡，淋香油，装盘后撒上葱花、胡椒粉。

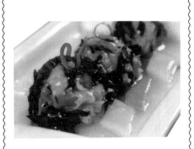

【用法】佐餐食用。

【功效】养血益胃，润肺润肠。适用于肥胖症患者。

萝卜炒三珍

【原料】韭菜段200克，水发木耳丝50克，白萝卜丝100克，食用植物油、食盐、姜丝、酱油、香油。

【制作】净锅入食用植物油烧热，爆香姜丝，放入白萝卜丝煸炒一下，再放入木耳丝、韭菜，调入酱油、食盐翻炒至熟，淋香油，装盘。

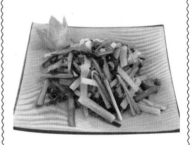

【用法】佐餐食用。

【功效】消积滞，化痰热。适用于肥胖症患者。

炒洋葱丝

【原料】洋葱300克，酱油、醋、食盐。

【制作】把洋葱洗净，切成细丝。锅放在火上，放入食用植物油用大火烧至八成热，倒入洋葱丝翻炒，添加酱油、醋、食盐等调料，拌炒均匀。

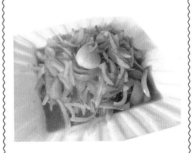

【用法】佐餐食用。

【功效】降脂降糖，防止衰老。适用于高血压、高脂血症、肥胖症患者。

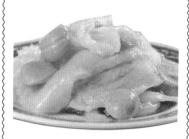

板栗炒白菜

【原料】板栗、白菜各 200 克，食盐、水淀粉、食用植物油。

【制作】板栗去壳、内皮，切成两半，入沸水中浸泡。白菜洗净，切成条。锅内倒入适量食用植物油烧热，爆炒板栗，加白菜条、适量食盐翻炒。待白菜条熟后，用水淀粉勾芡。

【用法】佐餐食用。

【功效】清热除烦，养胃生津。适用于肥胖症患者。

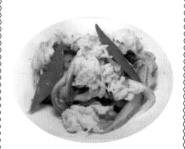

平菇炒鸡蛋

【原料】新鲜平菇 250 克，鸡蛋 2 只，姜粒、食盐、糖、料酒、食用植物油。

【制作】平菇撕成条，入沸水中焯烫一下，捞出沥水待用。鸡蛋磕入碗中，加入食盐、料酒搅匀。炒锅上火倒入油烧热，倒入蛋液炒熟成块状（或摊成饼状切成块）盛出。锅继续上火倒入油烧热，投入姜粒炸香，放入平菇炒制片刻，加入少许食盐、糖炒入味，再倒入炒好的鸡蛋翻炒均匀，出锅装盘。

【用法】佐餐食用。

【功效】调节血脂，减肥瘦身。适用于高脂血症、肥胖、高血压、冠心病等患者。

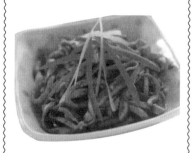

辣椒炒干丝

【原料】辣椒 3 根，豆腐干 120 克，糖、花椒油、食盐、酱油。

【制作】把辣椒洗干净，去蒂、籽，切成细丝。豆腐干洗干净，切成薄片后再切成细丝。锅烧热，放入豆腐干丝略炒后放辣椒丝继续翻炒。放入酱油、食盐和糖用大火炒。加入一些花椒油，略炒后起锅。

【用法】佐餐食用。

【功效】益气宽中，清肠解毒。适用于肥胖症患者。

麻辣豆腐肉末

【原料】辣椒粉 3 克，花椒粉 12 粒，大蒜泥 15 克，嫩豆腐 300 克，猪瘦肉 50 克，葱末、姜末、胡椒粉、食盐、料酒。

【制作】豆腐切方块。将猪瘦肉洗净，剁成肉泥，拌入大蒜泥、姜末、葱末、料酒、食盐。起油锅，先加辣椒粉、花椒粉，再加入备好的肉泥，翻炒至肉将熟时，倒入豆腐块，加清水、食盐，翻炒后，再撒入胡椒粉拌匀。

【用法】佐餐食用。

【功效】降脂减肥，健胃消食。适用于高脂血症、肥胖症患者。

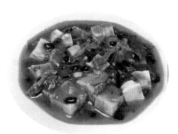

醋烹银芽

【原料】绿豆芽 150 克，醋、食盐、花椒、花生油、香菜段。

【制作】将绿豆芽掐去两头，洗净，待用。炒锅置火上，加油烧热，放花椒炸焦捞出，下绿豆芽、香菜段旺火快炒至熟，放食盐、醋调味，炒匀出锅。

【用法】佐餐食用。

【功效】预防便秘，瘦身减肥。适用于肥胖症患者。

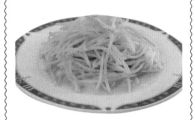

白菜软炒虾

【原料】大虾 5 只（约 250 克），白菜头 200 克，香菜段、食盐、料酒、醋、香油、葱丝、姜丝。

【制作】虾洗净，剔出虾线、沙袋，切成两段。白菜头切不规则条状。锅内加油烧热，下葱、姜丝爆锅，倒入虾段，慢火煸炒，将虾脑挤出，炒至虾脑油红润。锅内加入白菜头，慢火炒熟，加食盐、料酒、醋调味，加香菜段，出锅时淋入香油炒匀。

【用法】佐餐食用。

【功效】养血固精，化瘀解毒。适用于全身瘙痒、皮肤溃疡、肥胖症患者。

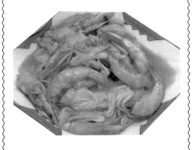

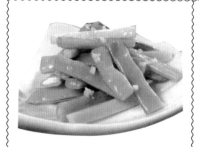

酱爆青椒

【原料】青椒200克，黄豆酱、食用植物油、食盐。

【制作】青椒洗净，去蒂、籽后掰成块状。锅中加入适量食用植物油烧热，下入青椒块翻炒。待青椒块出现虎皮时，加入黄豆酱、食盐继续翻炒均匀装盘。

【用法】佐餐食用。

【功效】解热镇痛，降脂减肥。适用于肥胖症患者。

木耳卷心菜

【原料】水发木耳150克，卷心菜300克，食盐、酱油、花生油、醋、糖、湿淀粉、香油。

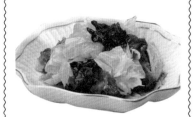

【制作】木耳择洗净，挤干水分，撕成小片。卷心菜洗净，择去老叶，撕成小片，沥干水分。炒锅里放入花生油，烧至七成热，放入木耳、卷心菜煸炒，加酱油、食盐、糖烧开，用湿淀粉勾芡，滴少许醋，淋香油，起锅装盘。

【用法】佐餐食用。

【功效】养血益胃，润肺润肠。适用于肥胖症患者。

平菇炒胡萝卜

【原料】平菇200克，胡萝卜1根，姜、蒜苗、葱、醋、食盐。

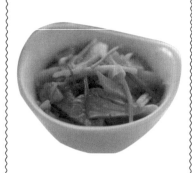

【制作】平菇洗净，撕成小朵。胡萝卜洗净去皮。再把胡萝卜切成菱形块。姜切丝、葱切丁、蒜苗去根和老皮洗净切斜段待用。锅置火上加入油，油温八成热时，放姜丝、葱花炸香。放入平菇和胡萝卜翻炒均匀。接着放入少许醋翻炒均匀。当平菇变软时加入食盐翻炒。当平菇接近熟软时，加入蒜苗翻炒约30秒出锅装盘。

【用法】佐餐食用。

【功效】健脾和胃，清热解毒。适用于糖尿病、肥胖症患者。

素焖扁豆

【原料】扁豆段 300 克、冬笋段 100 克，料酒、食用植物油、香油、食盐、水淀粉、葱末、姜末、蒜末、清汤。

【制作】炒锅加食用植物油烧热，爆香葱、姜、蒜末，烹入料酒，放扁豆段、冬笋段及适量清汤煸炒，加食盐煮沸。用中火焖熟，待汤浓时，再用水淀粉勾芡，出锅时滴少许香油。

【用法】佐餐食用。

【功效】健脾和中，益气化湿。适用于肥胖症患者。

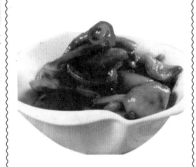

南瓜银芽

【原料】净南瓜 200 克，绿豆芽 150 克，食用植物油、食盐、糖、葱花、香油。

【制作】南瓜洗净，切成丝，待用。绿豆芽洗净，用开水焯透，控净水分备用。炒锅入食用植物油烧热，下葱花爆香，放入南瓜丝小火炒 2 分钟，下入绿豆芽，调入食盐、糖，大火炒至成熟，淋香油，装盘。

【用法】佐餐食用。

【功效】补中益气，消炎止痛。适用于糖尿病、肥胖症患者。

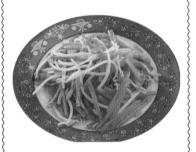

空心菜炒牛肉

【原料】空心菜 300 克，牛里脊肉 200 克，红辣椒 1 个，食用植物油、酱油、料酒、干淀粉、蒜末、沙茶酱、食盐。

【制作】空心菜洗净，切为小段。红辣椒洗净，去蒂、籽，切片。牛里脊肉洗净，切丝，放入碗中，加酱油、料酒、干淀粉腌渍 10 分钟，再放入热食用植物油中过一下捞出。锅中留底油烧热，爆香蒜末，放入空心菜段翻炒一下，加入牛肉丝、红辣椒片及沙茶酱、食盐炒匀至熟。

【用法】佐餐食用。

【功效】补中益气，滋养脾胃。适用于中气下陷、气短体虚、肥胖症患者。

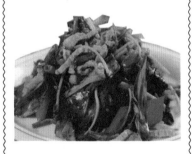

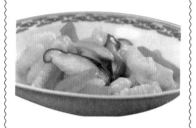

丝瓜扒竹荪

【原料】丝瓜半根，泡发竹荪2根，香菇片适量，白果4粒，胡萝卜片4片，食盐、素高汤粉、胡椒粉、香油、水淀粉、食用植物油。

【制作】丝瓜去皮，洗净，切滚刀块。泡发竹荪洗净，切段。锅倒油烧热，放香菇片炒香，加丝瓜块、白果、胡萝卜片及竹荪段略炒，加食盐、素高汤粉、胡椒粉、香油及水烧沸，小火焖煮至丝瓜软熟，用水淀粉勾芡。

【用法】佐餐食用。

【功效】滋阴养血，清凉利尿。适用于肥胖症患者。

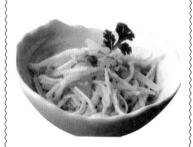

银芽豆干丝

【原料】绿豆芽100克，豆腐干、韭黄各50克，红柿子椒，半个蒜头、橄榄油、食盐。

【制作】绿豆芽洗净，掐去头尾。豆腐干、红柿子椒切丝，韭黄切段，蒜切末。炒锅加橄榄油烧至六成热，加蒜末、豆腐干丝炒香，再加韭黄段、柿椒丝、绿豆芽，转大火，加食盐炒匀。

【用法】佐餐食用。

【功效】预防便秘，瘦身减肥。适用于肥胖症患者。

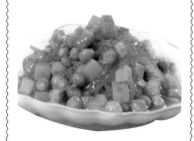

豌豆牛肉末

【原料】牛肉末150克，熟豌豆100克，洋葱丝、冬菇丁、冬笋丁各50克，蒜末、食用植物油、料酒、水淀粉、酱油。

【制作】锅内倒入食用植物油烧热，爆香蒜末，加牛肉末炒散盛出。锅内留底油，烧热后下入洋葱丝、冬笋丁、牛肉末、冬菇丁、豌豆炒熟，加入酱油、料酒，熟后用水淀粉勾芡。

【用法】佐餐食用。

【功效】止渴止涎，化痰息风。适用于贫血久病、肥胖症患者。

桂花丝瓜

【原料】丝瓜 250 克，食用植物油、蒜末、食盐、桂花酱、水淀粉。

【制作】将丝瓜去皮后洗净，切成段备用。炒锅烧热，放入适量食用植物油，爆香蒜末，立即放入丝瓜段，用中火翻炒，加入食盐拌匀后，加盖焖 3 分钟。加入桂花酱略拌炒一下，再加入适量水淀粉勾芡，煮沸后立即熄火，盛出。

【用法】佐餐食用。

【功效】散寒破结，清凉利尿。适用于肥胖症患者。

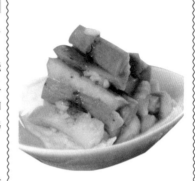

青椒绿豆芽

【原料】青椒 100 克，绿豆芽 200 克，酒、食盐、醋、花生油。

【制作】将青椒去蒂、去籽，洗净，切丝。将绿豆芽择洗干净，沥去水分。将锅烧热，放入花生油，油热后，将青椒丝煸炒，烹入料酒，淋入醋，放入绿豆芽，加食盐调味，煸炒至熟，装盘。

【用法】佐餐食用。

【功效】预防便秘，瘦身减肥。适用于肥胖症患者。

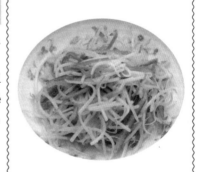

蒜汁南瓜

【原料】南瓜 100 克，食盐、蒜末、胡椒、香菜末、橄榄油。

【制作】在平锅上淋上 2/3 小匙橄榄油，南瓜切片，把南瓜片并排摆放煎，等两面均变色后盛出。从刚才的锅中取出 2 小匙油，炒蒜末，飘香之后加入香菜末稍微过一下油。将南瓜放入有香菜的锅中，再加入食盐和胡椒。

【用法】佐餐食用。

【功效】降脂降糖，补中益气。适用于糖尿病、肥胖症患者。

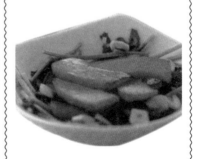

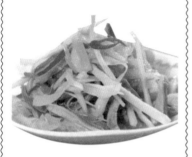

酸辣羊肚丝

【原料】熟羊肚丝 300 克，酸泡菜丝 100 克，青蒜丝 20 克，干红辣椒丝、水发玉兰片丝，水淀粉、香油、食盐、食用植物油。

【制作】锅内倒入食用植物油烧至七成热，下干红辣椒丝、玉兰片丝煸炒，放青蒜丝、羊肚丝、酸泡菜丝炒熟。加入食盐拌炒匀，用水淀粉勾芡后，淋入香油。

【用法】佐餐食用。

【功效】补虚健胃，益气化湿。适用于肥胖症患者。

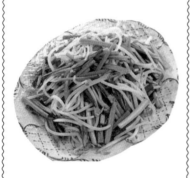

韭香银芽

【原料】韭菜段 200 克，绿豆芽 100 克，胡萝卜丝 20 克，食用植物油、食盐、酱油、姜丝、香油。

【制作】绿豆芽入沸水锅焯水，捞起。炒锅入食用植物油烧热，下姜丝爆香，放入韭菜、绿豆芽、胡萝卜丝，调入食盐、酱油炒熟，淋香油，装盘。

【用法】佐餐食用。

【功效】益肝健胃，润肠通便。适用于痔疮、肥胖症患者。

夏日三杯虾

【原料】海虾 350 克，西兰花 50 克，青、红椒各 25 克，大蒜、糖、酱油、香油、食盐、料酒、食用植物油。

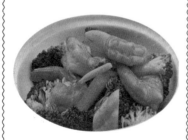

【制作】将海虾须剪掉，去除头和虾线，洗净。锅内加入食用植物油烧热，倒入香油，煸香大蒜，下海虾，加酱油、料酒、香油、食盐、糖，放入西兰花、青红椒翻炒均匀，出锅。

【用法】佐餐食用。

【功效】通络止痛，开胃化痰。适用于筋骨疼痛、手足抽搐、肥胖症患者。

辣味冬笋

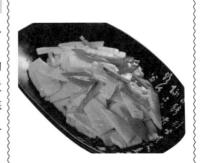

【原料】鲜冬笋 250 克，红椒 2 个，食用植物油、蒜末、香葱段、食盐、水淀粉。

【制作】将鲜冬笋去外壳，切成片。红椒洗净，切成片，备用。锅内加水烧沸，放入冬笋片，用中火煮透，捞出冲凉。另起锅倒入食用植物油烧热，放入蒜末、香葱段、红椒片，翻炒出香味，加入冬笋片，调入食盐，水淀粉勾芡即可。

【用法】佐餐食用。

【功效】降脂润肠，祛痰杀虫。适用于肥胖症患者。

青瓜牛柳

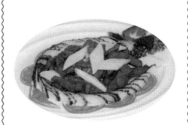

【原料】牛里脊肉 200 克，青瓜 150 克，鸡蛋 1 个，葱、姜汁、食盐、料酒、酱油、胡椒粉、海鲜酱、水淀粉、食用植物油。

【制作】黄瓜切片。牛里脊肉切条，加葱姜汁、料酒、食盐、胡椒粉、海鲜酱拌匀腌约 20 分钟，加蛋清、淀粉上浆。锅上火倒油至 5 成热时，倒入浆好的牛肉划油至熟，倒漏勺沥油。锅中留少许底油，投黄瓜条煸炒，倒入牛肉，加调味料炒匀，起锅装盘。

【用法】佐餐食用。

【功效】补中益气，滋养脾胃。适用于肥胖症、高血压、高脂血症、水肿、糖尿病患者。

炒西瓜皮

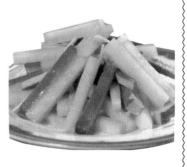

【原料】西瓜皮 500 克，熏豆腐干 50 克，食盐、糖、料酒、葱丝、香油、食用植物油。

【制作】西瓜皮削去绿色表皮后洗净，切小条，加适量食盐稍腌片刻，挤干水分。熏豆腐干洗净，切成粗条。锅内倒入食用植物油爆香葱丝，放西瓜皮条、熏豆腐干条炒匀，放食盐、糖、料酒调味收汁，淋香油。

【用法】佐餐食用。

【功效】降脂降压，清热瘦身。适用于肥胖症患者。

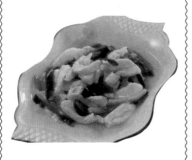

海带鸡柳

【原料】海带 150 克，鸡胸肉 100 克，红尖椒、绿尖椒各 25 克，葱末、姜末、食盐、食用植物油、高汤、湿淀粉。

【制作】海带用水泡发开，洗净后切成条。红、绿尖椒去籽后切成条，用沸水焯一下。鸡胸肉切条，用食盐、淀粉码味，下油锅过油。锅内放少许油，下入葱末、姜末炒香，加高汤，放入海带条、红绿尖椒条和鸡胸肉条烩 3 分钟，加食盐调味，用湿淀粉勾芡。

【用法】佐餐食用。

【功效】降血脂，降血糖。适用于糖尿病、动脉硬化、骨质疏松、肥胖症患者。

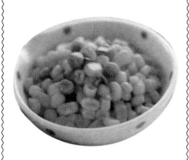

三丁玉米

【原料】普通面粉 150 克，玉米粒 1 碗，青豆 80 克，泡开香菇 40 克，胡萝卜丁 80 克，食盐 1/2 小匙，高汤 2 小匙，糖 1/3 小匙，淀粉水 1/3 小匙，香油 1 小匙。

【制作】将玉米粒、胡萝卜丁、青豆用开水烫一下。锅热入油，倒入所有材料及调味料翻炒均匀。加入淀粉水勾芡，淋上香油盛于盘上。

【用法】佐餐食用。

【功效】保持血管弹性，防治脂肪肝。适用于脂肪肝、肥胖症患者。

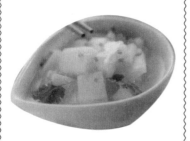

香菜冬瓜

【原料】冬瓜 200 克，香菜、葱段、酱油、食盐、糖。

【制作】冬瓜去皮切块。锅热后倒油，放入葱段。放入冬瓜，翻炒至表面都裹上油，翻炒 2 分钟。加清水，放 2~3 小匙酱油，半小匙糖，至冬瓜绵软。冬瓜变得透明时，放点食盐调味，撒上点香菜，关火出锅。

【用法】佐餐食用。

【功效】清热利尿，消脂减肥。适用于肥胖症患者。

第五节　凉　拌　菜

凉拌西瓜皮

【原料】西瓜皮400克，香菜2棵，红椒若干，姜、食盐、红油、胡椒粉、生抽、醋。

【制作】西瓜皮洗净后，加食盐腌制3~4小时。将西瓜皮切成小条后洗净、攥干水分备用。姜切丝，食盐、红油、生抽、醋、麻油、胡椒粉调成味汁。将调好的味汁淋在西瓜皮上，撒上香菜末、姜丝、小红椒，拌匀。

【用法】佐餐食用。

【功效】消暑减肥，润肤美容。适用于肥胖症患者。

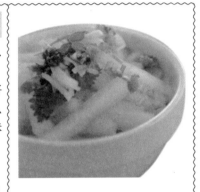

田园蔬菜丁

【原料】甜玉米、黄瓜、胡萝卜各100克，土豆1个，食盐、香油、橄榄油。

【制作】胡萝卜、土豆洗净，削去皮，切成小丁。土豆丁用清水浸泡去除淀粉。黄瓜洗净，切丁。甜玉米用开水快速焯一下，沥干水分。锅入少许橄榄油烧热，先炒胡萝卜，再依次放入土豆丁、黄瓜丁和玉米粒，快速翻炒，放少许食盐，滴几滴香油，炒匀入味。

【用法】佐餐食用。

【功效】利尿降压，降脂降糖。适用于肥胖症患者。

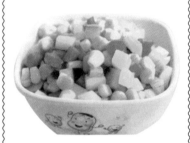

凉拌豆腐皮

【原料】豆腐皮250克，香菜适量，蒜泥、食盐、糖、酱油、醋、香油。

【制作】豆腐皮洗净，放入冷水中泡软，改刀成宽条，再入沸水中焯烫一下，捞出沥干后，放入大碗中。取一只小碗，将蒜泥、酱油、食盐、醋、香油、糖放入，调成卤汁，浇在豆腐皮上，拌匀后，装盘。

【用法】佐餐食用。

【功效】养胃，降脂。适用于高脂血症、高胆固醇、肥胖症及血管硬化患者。

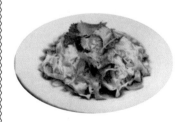

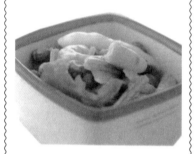

甜虾西芹沙拉

【原料】鲜虾 200 克，西芹 10 根，杏仁 20 颗，芒果半个，豌豆 20 根，圣女果 8 颗，蛋黄酱 30 克，柠檬、彩椒半个，糖 15 克。

【制作】鲜虾去头、去皮，洗净。豌豆去筋，西芹切去底部，洗净后用开水焯烫半分钟，捞入冷水。圣女果对半切开，彩椒去蒂切成条。将芒果去皮切块放入搅拌机打成泥倒入碗中，调入蛋黄酱，半个柠檬的汁和糖，充分搅拌均匀。将鲜虾、圣女果、彩椒、西芹、豌豆、杏仁倒入大碗中，调入芒果蛋黄酱搅拌。

【用法】佐餐食用。

【功效】清凉滋补，提高免疫力。适用于肥胖症患者。

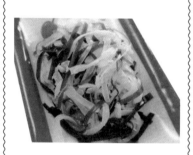

海带拌白菜

【原料】海带 100 克，白菜 300 克，食盐、香油。

【制作】将海带、白菜洗净，分别切成丝。锅中加水烧开，先后放入白菜、海带焯水后捞出，用凉开水冲一下，控干水分。白菜丝中加入食盐、香油拌和，装盘时将海带丝放在白菜丝上面，拌匀。

【用法】佐餐食用。

【功效】养胃生津，降脂通便。适用于肥胖症患者。

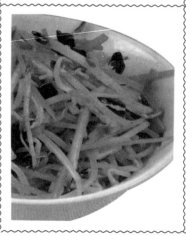

凉拌高纤三丝

【原料】黑木耳 50 克，胡萝卜 80 克，豆芽 20 克，香菜、醋、食盐少许。

【制作】胡萝卜洗净去皮，刨成细丝，用食盐略为抓洗，去掉苦水后，用开水冲掉食盐，沥干水分。香菜洗净切细末备用。木耳洗净，切成细丝与豆芽烫熟捞起，沥干水分。将胡萝卜、豆芽、黑木耳放入碗中，加入醋与食盐调味。撒上香菜与前面材料充分拌匀。

【用法】佐餐食用。

【功效】清热利尿，降脂通便。适用于肥胖症患者。

蒜泥白菜

【原料】白菜 400 克，蒜 4 瓣，酱油 2 大匙，糖 2 大匙，醋 3 大匙。

【制作】将白菜洗干净，切成细丝。将蒜洗干净，去皮捣成泥状。将醋、酱油和糖充分搅拌，调成酱汁。白菜丝放入碗中，上面淋上大蒜泥。再将酱汁浇淋在白菜丝上。

【用法】佐餐食用。

【功效】降脂通便，养胃生津。适用于肥胖症患者。

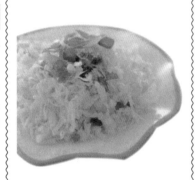

菠菜拌兔肉

【原料】熟兔肉 250 克，菠菜 200 克，食盐、生姜、花椒、香油。

【制作】将熟兔肉切成薄片，入沸水中烫一下，捞出沥水。菠菜洗净，切成段，放入沸水中焯熟，捞出沥水。生姜洗净，剁成末。花椒放锅中，加少量水煮成花椒水。把兔肉片、菠菜段放入汤碗内，加入姜末、食盐、花椒末、香油，拌、腌至入味。

【用法】佐餐食用。

【功效】促进新陈代谢，延缓衰老。适用于坏血病、痔疮、肥胖症患者。

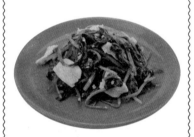

蔬果沙拉

【原料】青苹果 450 克，西洋芹 400 克，圣女果 65 克，美奶滋 8 大匙，原味优格 5 大匙，食盐少许，研磨黑胡椒少许。

【制作】青苹果去皮，圣女果切成一口大小的块状，西洋芹也是切成一口大小的块状。苹果切好后可以泡点食盐水，防止变色。把苹果、西洋芹、圣女果放在大碗中，加入美奶滋、优格与少许食盐后将材料搅拌均匀，洒点研磨黑胡椒。

【用法】佐餐食用。

【功效】降脂通便。适用于高血压、肥胖症患者。

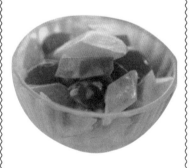

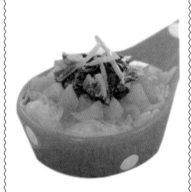

番茄拌菠菜

【原料】番茄 250 克，菠菜 50 克，粉丝 50 克，糖 5 克，食盐 3 克，醋 10 克。

【制作】煮熟捞出后过凉、切段备用。焯熟，捞出沥水晾凉，切成 3 厘米长的段，放少许食盐拌匀，待用。番茄切片放盘内，码上菠菜段，撒上白糖，浇上醋，食用。

【用法】佐餐食用。

【功效】健胃消食，减肥瘦身。适用于便秘、肥胖症患者。

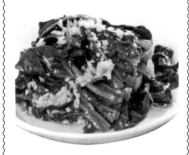

姜汁菠菜

【原料】菠菜 200 克，姜汁 30 克，食盐、辣椒油、香油、糖、酱油、花椒粉、醋。

【制作】菠菜择净，焯熟，切段，捞出挤干水分，晾凉待用。姜汁倒入碗内，加调料调匀，再放入晾凉的菠菜段拌匀，装盘。

【用法】佐餐食用。

【功效】通肠导便，防治痔疮。适用于坏血病、痔疮、肥胖症患者。

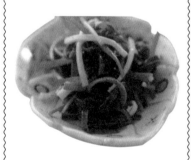

素拌海带丝

【原料】海带 150 克，香菇 100 克，辣椒 1 条，青葱 1 根，大蒜 1 粒，姜 2 片，食盐、糖、醋少许。

【制作】海带、香菇洗净切丝，青葱、辣椒洗净切细丝。姜、蒜洗净，用刀拍碎后切丝末。煮沸一锅水，倒入海带、香菇煮 3 分钟，捞起沥干水分。将海带、香菇，连同葱丝、姜、蒜、食盐、糖、醋拌匀食用。

【用法】佐餐食用。

【功效】降脂通便，利水消肿。适用于骨质疏松、高血压、高血脂、肥胖症患者。

葡萄柚干贝沙拉

【原料】葡萄柚 1 个，干贝 6 粒，橄榄油 3 大匙，柠檬汁适量。

【制作】将干贝放入开水中烫熟，切成片。将葡萄柚去皮、去籽，切成小块。将葡萄柚果肉与干贝片混合。将橄榄油与柠檬汁混合成酱汁，浇淋在葡萄柚和干贝上食用。

【用法】佐餐食用。

【功效】抑制食欲，减肥塑形。适用于肥胖症患者。

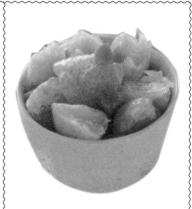

凉拌苦瓜番茄

【原料】苦瓜 200 克，番茄 150 克，葱、姜、食盐、香油。

【制作】苦瓜洗净，去籽，切片，入沸水焯后，用凉开水泡过。番茄洗净，去皮，切成片与苦瓜同入盘中。葱切丝，姜切末，加入番茄、苦瓜盘中，再加食盐、香油拌匀。

【用法】佐餐食用。

【功效】增进食欲，健胃消食。适用于肥胖症患者。

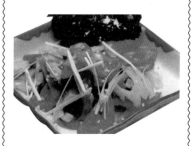

夏威夷沙拉

【原料】罐头菠萝圆片 50 克，草虾 2 只，生菜 100 克，紫卷心菜 50 克，沙拉酱 2 小匙。

【制作】生菜洗净，用手撕成小块，紫卷心菜洗净切细长条状。草虾烫熟，去头，去壳，菠萝片切成小块。盘中依序放上生菜、紫卷心菜、草虾、菠萝，再淋上沙拉酱，充分拌匀。

【用法】佐餐食用。

【功效】清热通便，养胃解毒。适用于肥胖症患者。

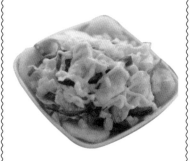

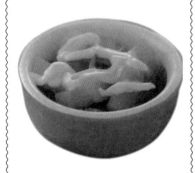

西瓜西芹沙拉

【原料】西瓜 100 克，西芹 1 根，低脂蛋黄酱 3 小匙，蜂蜜、橄榄油适量。

【制作】将西瓜切丁，西芹洗净后切段。将蜂蜜与橄榄油调入低脂蛋黄酱中，充分搅拌。食用时，浇在西瓜和西芹上。

【用法】佐餐食用。

【功效】清热解毒，利水通便。适用于肥胖症患者。

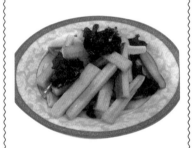

爽口瓜条

【原料】嫩黄瓜 250 克，水发木耳 50 克，食盐、糖、酱油、香油。

【制作】将嫩黄瓜洗净切成条，水发木耳切成块，备用。炒锅上火，加入水烧沸，下入嫩黄瓜条、水发木耳焯一下，捞起冲凉，控净水分，备用。将嫩黄瓜条、水发木耳倒入盛器内，调入食盐、糖、酱油、香油，搅拌均匀。

【用法】佐餐食用。

【功效】清热利水，健脑安神。适用于小便短赤、肥胖症患者。

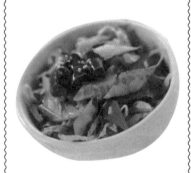

椒香炝生菜

【原料】球生菜 1/2 个，黄瓜 1/2 根，红椒 1 个，蒜、糖、生抽、豉油、胡椒。

【制作】生菜去蒂，剥下菜叶，洗净，将菜叶层层叠起，卷起来，横切成宽一点的丝，黄瓜、红椒切片备用。蒜切成末，放入小碗中，加入生抽、豉油、胡椒、糖，调成汁备用。将切好的生菜、黄瓜、红椒放入盘子里，淋上调味汁，稍稍拌匀。

【用法】佐餐食用。

【功效】清热安神，消脂减肥。适用于肥胖症患者。

菠菜虾皮

【原料】菠菜 200 克，虾皮 25 克，食盐、香油、姜末、醋。

【制作】菠菜择洗净，入沸水锅中焯水，捞出过凉，挤净水分。虾皮淘洗干净，备用。将食盐、香油、姜末、醋调匀，再放入菠菜、虾皮拌匀，装盘。

【用法】佐餐食用。

【功效】养血止血，敛阴润燥。适用于坏血病、痔疮、肥胖症患者。

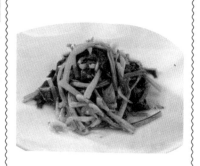

黄瓜拌鸡丝

【原料】熟鸡肉 250 克，黄瓜 150 克，香菜 30 克，酱油、醋、香油、葱丝、姜丝。

【制作】香菜择洗干净，切成段。把鸡肉撕成细长丝。黄瓜去皮洗净，切成丝。将酱油、醋、香油、葱丝、姜丝调成汁。鸡丝、黄瓜丝、香菜段入碗中，浇汁拌匀。

【用法】佐餐食用。

【功效】清热利水，健脑安神。适用于水肿尿少、肥胖症患者。

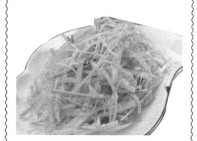

苹果黄瓜沙拉

【原料】苹果 300 克，黄瓜 150 克，柠檬汁 15 克，酸奶 60 克，糖、食盐。

【制作】黄瓜洗净后去籽、切丁，苹果洗净后去皮、去核、切丁，一起放进食盐水中泡 10 分钟左右，捞出沥去水分。取一只碗，放入糖、食盐、酸奶、柠檬汁一起搅拌均匀。把黄瓜丁、苹果丁放入调好的调味汁中搅拌均匀食用。

【用法】佐餐食用。

【功效】促进胃肠蠕动，协助排除废物。适用于便秘、肥胖症患者。

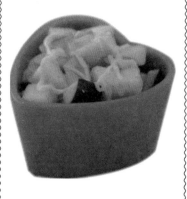

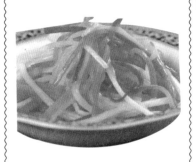

香油金针菇

【原料】金针菇 250 克、青椒 1 个。食盐、香油。

【制作】金针菇去根洗净，切段。青椒洗净，去蒂及籽后切成丝。锅中加入适量水煮沸，下入金针菇、青椒丝稍焯，捞出冲凉，沥干水分，盛入盘中备用。加入适量食盐和香油拌匀，倒入盘中。

【用法】佐餐食用。

【功效】滋补肝脏，有益肠胃。适用于高血压、肥胖症患者。

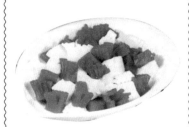

魔芋山楂糕

【原料】花头魔芋、山楂糕各 200 克，糖、食盐、醋。

【制作】花头魔芋洗净，放入清水锅中煮熟，捞出沥干，切花刀。大块山楂糕切花刀，再切成和魔芋大小相同的块，与魔芋一同放容器中，加入糖、醋、食盐拌匀，装盘。

【用法】佐餐食用。

【功效】活血化瘀，解毒消肿。适用于牙龈肿痛、肥胖症患者。

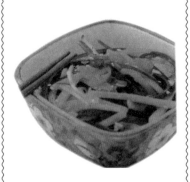

胡萝卜拌海带

【原料】海带 200 克，胡萝卜 100 克，食盐、芝麻、调味汁。

【制作】将海带和胡萝卜准备好，海带洗净切丝，胡萝卜切丝。将胡萝卜放入沸水焯一下，晾凉备用。将海带入锅烫软捞出。加入调味汁，食盐，芝麻拌匀就可以。

【用法】佐餐食用。

【功效】祛湿消气，润泽肌肤。适用于肥胖症患者。

银耳凉拌菠菜

【原料】菠菜 300 克，水发银耳 50 克，葱丝、姜丝、醋、食盐、香油、蒜泥。

【制作】菠菜去根，洗净，切寸段。银耳去蒂，撕朵备用。将醋、香油、食盐和蒜泥放入碗中调成卤汁。取锅加水，烧沸，放入菠菜段稍焯一下，捞出，过凉，用手挤去水分，放盘内，加银耳、葱丝、姜丝，倒入调味卤汁，拌匀。

【用法】佐餐食用。

【功效】养血通便，敛阴润燥。适用于痔疮、肥胖症患者。

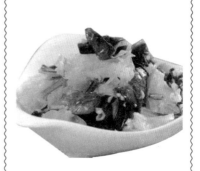

香辣黄瓜

【原料】黄瓜 200 克，青红尖椒丝、葱姜丝各 50 克，花椒粒、醋、糖、食盐、香油。

【制作】黄瓜洗净，制成蓑衣形，绿皮朝上，平放在漏勺内。炒锅置火上，入香油烧热，浇于黄瓜上，待黄瓜呈绿色、现出花纹时滗出余油，放在碗内。炒锅置火上，入香油烧热，先将花椒粒炸一下，拣出，再将青红椒丝、葱姜丝下锅，加醋、糖与食盐炒成汁，浇在黄瓜上拌匀，装盘。

【用法】佐餐食用。

【功效】利水通便，健脑安神。适用于小便短赤、肥胖症患者。

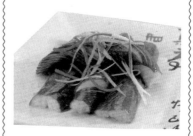

苦瓜沙拉

【原料】苦瓜 1 根，酸奶 1 袋，食盐。

【制作】将苦瓜切开，去籽后洗净，放入水中浸泡，共放入冰箱冷藏半小时后，取出切成块状备用。将少许食盐拌入酸奶中，食用时，用苦瓜蘸食酸奶。

【用法】佐餐食用。

【功效】健脾开胃，凉血解毒。适用于糖尿病、肥胖症患者。

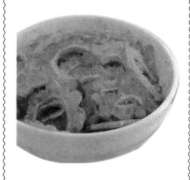

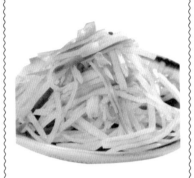

拌土豆青椒丝

【原料】青椒、土豆各200克，食盐、辣椒油。

【制作】土豆去皮，洗净，切丝，放入沸水中稍煮，捞出晾凉，沥干水分。青椒去蒂、籽，洗净，切细丝。将土豆丝和青椒丝放入盆中，用适量食盐、辣椒油拌匀。

【用法】佐餐食用。

【功效】和胃健中，解毒消肿。适用于肥胖症患者。

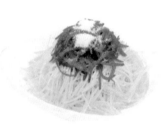

京糕青萝卜丝

【原料】青萝卜250克，京糕60克，白砂糖、蜂蜜。

【制作】青萝卜洗净去皮，切成丝。京糕切成细丝。将萝卜丝码入盘中，京糕丝放在青萝卜丝上，蜂蜜浇在京糕上，再撒上白砂糖，吃时拌匀。

【用法】佐餐食用。

【功效】消积滞，化痰热。适用于痰嗽失音、肥胖症患者。

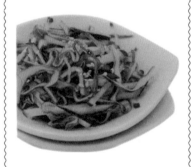

凉拌紫甘蓝

【原料】甘蓝1/2个，黄瓜1根，香油1小匙，醋1小匙，食盐。

【制作】紫甘蓝去掉外面的干皮，洗净切丝。黄瓜去刺洗净，切丝。紫甘蓝用食盐腌制5分钟，滤出汤汁。把黄瓜丝和甘蓝丝倒入大盆，加香油、醋拌匀装盘了。

【用法】佐餐食用。

【功效】高纤维素，保护肝脏。适用于肥胖症患者。

香辣苦瓜

【原料】苦瓜 200 克，鲜红辣椒 2 个，食盐、食用植物油。

【制作】苦瓜洗净，剖开，去内瓤及籽，切丝，放沸水中焯一下，捞出过凉，沥干，盛盘。红辣椒洗净，切丝。锅中倒油烧热，放红辣椒丝炝香，制成辣椒油。将辣椒油浇在苦瓜丝上，加入食盐拌匀。

【用法】佐餐食用。

【功效】健脾开胃，清热去暑。适用于肥胖症患者。

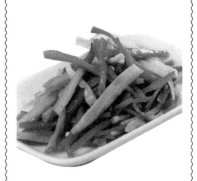

糖醋萝卜丝

【原料】青萝卜 150 克，糖、醋。

【制作】青萝卜洗净去皮，切成 5 厘米长的细丝，待用。将糖、醋调匀，再倒入青萝卜丝拌匀，装入盘中。

【用法】佐餐食用。

【功效】宽中解毒，化解痰热。适用于呕吐反酸、肥胖症患者。

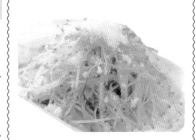

黄瓜拌肉丝

【原料】黄瓜 300 克，猪瘦肉 100 克，芝麻酱 15克，香油 15 克，淀粉 10 克，酱油 15 克，食盐 3 克，尖椒 1 个，鲜汤、葱。

【制作】将黄瓜洗净，切成均匀的细丝，葱切丝，尖椒切段，铺在盘内。将猪瘦肉洗净，切成细丝，用湿淀粉 15 克（淀粉 10 克，加水）抓匀上浆。锅内加油烧至四成热，放入肉丝滑炒至熟，出锅盛在盘内黄瓜丝上。将酱油、食盐、芝麻酱、鲜汤、香油调匀浇在肉丝上，再放葱丝、尖椒段，食用时拌匀。

【用法】佐餐食用。

【功效】促进消化，降胆固醇。适用于高脂血症、肥胖症患者。

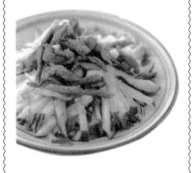

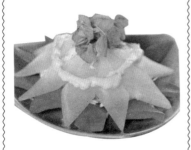

蔬菜沙拉

【原料】莴笋1根，红甜椒2个，豌豆苗少许，沙拉酱。

【制作】莴笋、甜椒洗净，均切成菱形片状。豌豆苗洗净。将莴笋片和甜椒片放入凉开水中浸泡约3分钟。捞出沥干水分盛入盘中，撒上豌豆苗，放入沙拉酱拌匀。

【用法】佐餐食用。

【功效】瘦身减肥，养颜美容。适用于肥胖症患者。

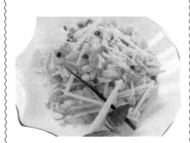

冬笋炝黄豆芽

【原料】黄豆芽、冬笋各50克，猪瘦肉150克，花椒、湿淀粉、食盐、料酒、香油、食用油、葱、姜。

【制作】黄豆芽洗净，冬笋切成粗丝，分别用沸水焯一下，捞出沥干水分。将肉切成丝，用湿淀粉上浆，放沸水中滑散捞出，沥干水分。锅入油烧热，分别放入葱姜、花椒炸出葱姜油和花椒油，备用。将黄豆芽、笋丝和猪肉丝放入器皿中，加入香油、花椒油、葱姜油、食盐拌匀。

【用法】佐餐食用。

【功效】清热益气，降脂通便。适用于肥胖症患者。

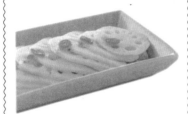

凉拌鲜藕

【原料】莲藕200克，辣椒2个，蒜、糖、醋、酱油。

【制作】将莲藕削皮洗干净，切成薄片。放入开水稍微烫一下取出。在碗中放入酱油、糖、辣椒、蒜末和醋，充分搅拌成酱汁。将莲藕片盛盘，再将酱汁浇淋在莲藕上。

【用法】佐餐食用。

【功效】健脾通便，除烦解渴。适用于肥胖症患者。

虾仁炝芹菜

【原料】虾仁 150 克，芹菜 200 克，花椒、姜丝、食盐适量。

【制作】芹菜去叶，择洗干净，切成段，放热水中焯熟，捞出过凉。虾仁去虾线，洗净，煮熟后沥干水分。虾仁与芹菜段、姜丝放盘中，加入食盐搅匀。锅加油烧热，放入花椒，炸香后浇在芹菜上，搅拌均匀。

【用法】佐餐食用。

【功效】平肝清热，祛风利湿。适用于肥胖症患者。

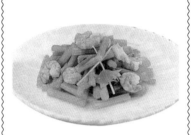

木耳拌黄豆芽

【原料】黄豆芽 200 克，水发黑木耳 50 克，食盐、香油、姜末、醋。

【制作】将黄豆芽洗净去皮。黑木耳泡发后切丝。将黄豆芽、黑木耳放入锅内，加适量清水煮熟后捞出，沥水，加香油、食盐、姜末、醋调拌均匀。

【用法】佐餐食用。

【功效】滋补润燥，养血益胃。适用于肥胖症患者。

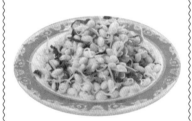

芝麻菠菜

【原料】菠菜 300 克，白芝麻 50 克，蘑菇精、生抽、食盐。

【制作】将菠菜整株洗净后，烧开一锅水，加入 2 小匙食盐，将菠菜放入汆烫，等颜色变绿后立即捞起，过冷水至凉。将菠菜的水分沥干，切成约 10 厘米的长段后，排入盘中备用。锅烧热，放入白芝麻，转小火焙香，芝麻变黄时盛出，充分晾凉。将生抽、蘑菇精与冷开水拌匀，淋在菠菜上，再撒上白芝麻。

【用法】佐餐食用。

【功效】促进代谢，防治便秘。适用于便秘、肥胖症患者。

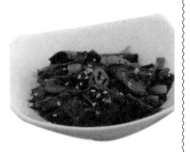

麻辣莴笋丝

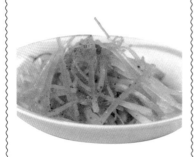

【原料】莴笋 500 克，辣椒油、香油、花椒粉、食盐、酱油。

【制作】莴笋削皮洗净，切为细丝，加入适量食盐腌拌入味，沥水。将香油、辣椒油、花椒粉、酱油调成麻辣味汁，与莴笋丝拌匀装盘。

【用法】佐餐食用。

【功效】开通疏利，消积下气。适用于肥胖症患者。

木耳拌海蜇头

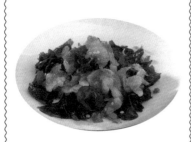

【原料】海蜇头 200 克，黑木耳 20 克，食盐、老陈醋、糖、香油、剁椒、胡椒粉。

【制作】将泡好的海蜇头片成片，黑木耳用开水焯一下，过冷水后撕成小块。将海蜇头用开水汆烫，迅速过凉，挤去水分。将海蜇头和黑木耳入盛器中，调入香油、老陈醋、食盐、糖、剁椒、胡椒粉，拌匀装盘。

【用法】佐餐食用。

【功效】润肺润肠，通便活血。适用于肥胖症患者。

猕猴桃虾仁沙拉

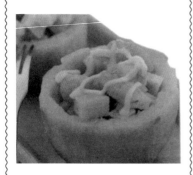

【原料】猕猴桃 3 个，虾仁 6 个，鸡蛋 1 个，干粉、沙拉酱。

【制作】猕猴桃洗净，去皮，对半切开，用挖球器挖出果肉，做成猕猴桃盅。挖出的果肉切丁。鸡蛋打入碗中搅匀成蛋汁备用。虾仁洗净，依序蘸裹蛋汁之后再沾干粉放入热油锅中炸成金黄色，捞出，沥干油备用。猕猴桃盅内放入虾仁、猕猴桃肉，蘸上沙拉酱盛出。

【用法】佐餐食用。

【功效】促进胃肠蠕动，加速新陈代谢。适用于失眠、肥胖症患者。

拌双耳

【原料】水发黑木耳、水发银耳各 150 克，葱、食盐、香油、醋。

【制作】黑木耳与银耳分别洗净，去蒂，撕片，入沸水锅中焯烫后，捞出沥干。将黑木耳、银耳、葱丝置于盘中，用食盐、香油、醋调匀。

【用法】佐餐食用。

【功效】养血益胃，活血通便。适用于肥胖症患者。

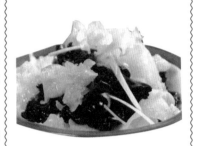

糖醋白萝卜

【原料】白萝卜 1 个，红椒 1 个，青椒 1 个，食盐、香油、生抽、糖、醋。

【制作】白萝卜、红椒、青椒切块，在白萝卜、红椒、青椒中加入食盐、生抽、醋、糖拌匀，装入容器放入冰箱腌制 2 天。食用时，滴少许香油。

【用法】佐餐食用。

【功效】利尿通便，解毒生津。适用于便秘、肥胖症患者。

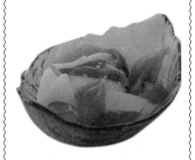

果香藕片

【原料】嫩藕 500 克。果汁。

【制作】藕洗净去皮，切成薄片，放入沸水中焯一下，置于凉开水中过凉。待藕片冷却后捞出沥干。将藕片放入器皿中，取适量果汁倒入藕片中，以果汁没过藕片为宜，浸泡 2 小时即可。

【用法】佐餐食用。

【功效】开胃清热，滋补养性。适用于肥胖症患者。

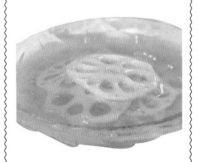

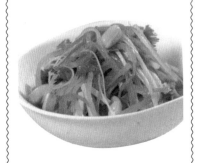

十香拌菜

【原料】豆腐干、莴笋各 100 克，青椒、红椒、胡萝卜、白萝卜、粉丝各 50 克，香菜段、油炸花生仁各少许，食盐、酱油、醋、辣椒油。

【制作】豆腐干、青椒、红椒、莴笋、胡萝卜、白萝卜分别处理干净，切丝。粉丝用温水泡发。将上述材料加入油炸花生仁及适量食盐、酱油、醋、辣椒油，拌匀入味。

【用法】佐餐食用。

【功效】消食下气，除疾润肺。适用于肺热、便秘、吐血、气胀、肥胖症患者。

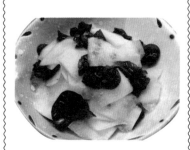

木耳西瓜皮

【原料】西瓜皮 500 克，黑木耳 30 克，糖、香油。

【制作】削去西瓜硬皮，洗净，切片。将黑木耳用温水泡发，用开水略烫，沥干水。将西瓜皮、黑木耳放入盘内拌匀，加入糖、香油，调拌均匀。

【用法】佐餐食用。

【功效】清热利尿，排毒消肿。适用于肥胖症患者。

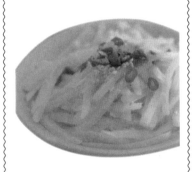

马铃薯凉拌菜

【原料】马铃薯 150 克，白芝麻、醋、蒜、葱、花椒、糖、辣椒粉、麻油。

【制作】马铃薯去皮、洗净后切丝，泡水备用。将马铃薯丝放入锅中煮熟，捞出后过凉。白芝麻、醋、蒜、花椒、糖、辣椒粉、葱、麻油拌匀后浇在在马铃薯丝上。

【用法】佐餐食用。

【功效】健胃，解毒。适用于胃痛、肥胖症患者。

凉拌生菜

【原料】生菜 300 克、大蒜 2 瓣，食用植物油、甜面酱。

【制作】生菜掰成单片，洗净，沥干。大蒜切末，备用。炒锅内倒入食用植物油烧至四成热时，倒入甜面酱煸炒出香味后，加入蒜末、水，至汁沸后起晾凉后浇在生菜片上。

【用法】佐餐食用。

【功效】消脂减肥，驱寒利尿。适用于肥胖症患者。

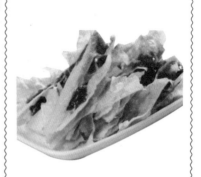

香菜拌豆腐

【原料】豆腐 500 克，香菜 30 克，香油 25 克，葱 10 克，蒜 5 克，食盐 8 克。

【制作】香菜洗净切末，葱、蒜洗净分别切丝，豆腐切丁。豆腐放入锅中煮熟捞出后，沥干水分，加食盐、香菜、香油、葱、蒜拌匀后食用。

【用法】佐餐食用。

【功效】降低血脂，延年益寿。适用于肥胖症患者。

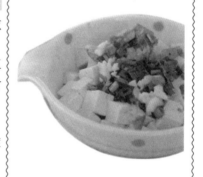

西芹拌花生

【原料】西芹段、花生仁各 100 克，食盐、香油、料酒、葱丝、姜丝、海米。

【制作】海米洗净，加料酒、葱丝、姜丝，上笼蒸约 5 分钟，冷却。西芹段焯烫，捞出冷却。花生仁入沸水煮约 3 分钟，冷却，去皮。将处理好的海米、西芹段、花生仁放入锅中，加食盐、香油拌匀，装盘。

【用法】佐餐食用。

【功效】平肝清热，祛风利湿。适用于肥胖症患者。

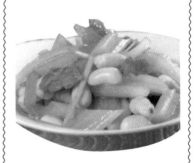

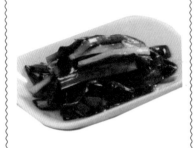

凉拌韭菜

【原料】韭菜250克，酱油、糖、香油。

【制作】韭菜择洗干净，切长段。酱油、糖、香油放入碗中调成料汁备用。锅中倒适量水煮沸，将韭菜段放入烫1分钟捞出，用凉开水过凉后沥干，盛入盘中，加料汁拌匀。

【用法】佐餐食用。

【功效】补肾温阳，益肝健胃。适用于痔疮、肥胖症患者。

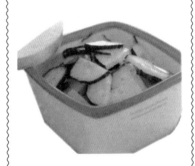

醋渍黄瓜番茄

【原料】番茄100克，黄瓜100克，麻酱、蒜泥、食盐、糖、醋。

【制作】将黄瓜、番茄分别洗净，黄瓜用刀拍碎，番茄用热水烫一下去皮，切成小块与黄瓜放在同一盘中，加入食盐、蒜泥、糖、醋并拌匀。麻酱用少许凉开水调稀浇在黄瓜、番茄上拌匀。

【用法】佐餐食用。

【功效】帮助消化，促进新陈代谢。适用于肥胖症患者。

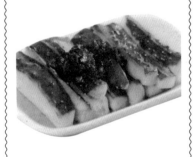

辣拌瓜条

【原料】黄瓜2根，豆瓣酱、食盐、糖、香油。

【制作】黄瓜清洗干净，擦干，切成长条，放入碗中，撒上食盐，腌渍半小时左右。滗去腌黄瓜时渗出的水，加入豆瓣酱、糖拌匀，盖上盖，腌渍1天。食用时，盛入盘中，淋上香油拌匀。

【用法】佐餐食用。

【功效】清热利水，健脑安神。适用于小便短赤、肥胖症患者。

香料腌西葫芦

【原料】西葫芦 300 克，食盐 2 小匙，醋 3 小匙，辣椒油 1 小匙。

【制作】将西葫芦洗净后切成薄片备用。将食盐、醋、辣椒油与西葫芦均匀搅拌后腌制半小时。

【用法】佐餐食用。

【功效】除烦止渴，清热利尿。适用于肥胖症患者。

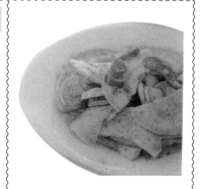

糖醋藕片

【原料】嫩藕 600 克，花椒油、食盐、糖、醋。

【制作】藕刮皮、洗净，切成薄片，泡入食盐水中。泡好后在沸水中稍加焯烫，捞出沥干。将食盐、糖、醋和花椒油一同加入藕片中拌匀，放置半天使其入味。

【用法】佐餐食用。

【功效】开胃清热，滋补养性。适用于肥胖症患者。

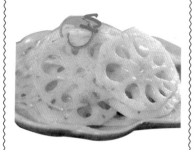

烫豆芽

【原料】豆芽 80 克，韭菜 10 克，尖椒 1 个，食盐、酱油。

【制作】将豆芽、韭菜、尖椒洗干净。韭菜去除前段，将绿色部分切成段，尖椒切段。锅中放清水烧开，放入豆芽和韭菜烫一下取出。碗中拌入些许酱油，将豆芽与韭菜沥干水分，放入碗中充分搅拌，加入尖椒段食用。

【用法】佐餐食用。

【功效】清除水肿，提高免疫力。适用于肥胖症患者。

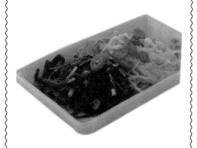

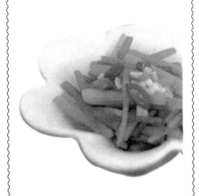

凉拌芹菜

【原料】芹菜500克，尖椒1个，食盐、香油、醋、酱油。

【制作】将芹菜摘叶拣净，削去毛根，洗净，尖椒洗干净切段备用。芹菜切成五分长节，入开水锅里焯一下后捞出沥干水分。在芹菜上撒上食盐拌匀，食用时浇上酱油、醋、香油，加入尖椒段，也可浇入花椒油调味。

【用法】佐餐食用。

【功效】促进胃肠蠕动，降脂通便。适用于高血压、肥胖症患者。

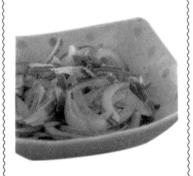

橄榄油醋拌洋葱

【原料】紫色洋葱300克，木耳30克，橄榄油30毫升，食盐、醋适量。

【制作】扒去洋葱的外皮，切丝备用。木耳洗净泡发后备用。将橄榄油和醋混合均匀后淋在洋葱丝和木耳上，再装入保鲜盒中，放入冰箱中冷藏保存，食用时取出。

【用法】佐餐食用。

【功效】润肠通便，降脂降压。适用于高血压、肥胖症患者。

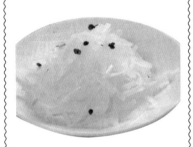

椒油白萝卜

【原料】白萝卜300克，食用植物油、花椒、醋、食盐。

【制作】萝卜洗净，切丝，用食盐腌渍30分钟，滗去渗出的水，盛盘。锅中倒油烧热，放花椒炸出香味备用。将花椒油倒在萝卜丝上，加入醋、食盐拌匀。

【用法】佐餐食用。

【功效】解毒生津，利尿通便。适用于肥胖症患者。

酸甜泡菜

【原料】白菜梗400克，干红辣椒1只，姜丝、糖、醋、香油。

【制作】白菜梗切菱形块。干辣椒去籽，切成细丝。锅上火添加适量开水，放入白菜梗焯水至断生，捞出沥干水分。另用锅加入适量清水、糖烧开，倒入大碗中，待冷却后，再倒入醋，放入白菜梗、红椒丝、姜丝浸泡约2小时。食用前，取出装盘。

【用法】佐餐食用。

【功效】健脾开胃，降低尿酸。适用于痛风、高脂血症、脂肪肝、肥胖症患者。

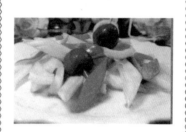

腐竹拌芹菜

【原料】水发腐竹150克，芹菜200克，食盐、醋、香油。

【制作】芹菜去叶，洗净，放沸水中焯一下，捞出，过凉，沥干，切斜段。水发腐竹洗净，切斜段。将芹菜段、腐竹段一起盛入盘中，将所有调料放碗中调好，浇在芹菜段、腐竹段上，拌匀。

【用法】佐餐食用。

【功效】除烦消肿，凉血通便。适用于肥胖症患者。

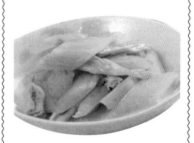

马铃薯沙拉

【原料】马铃薯1个，黄瓜1根，鸡蛋1个，番茄1个，低脂蛋黄酱25克，红萝卜1根，低脂酸奶25克，洋葱少许。

【制作】将马铃薯、红萝卜、鸡蛋分别加水煮熟后切丁，拌入低脂蛋黄酱和低脂酸奶备用。将黄瓜、番茄、洋葱切片，放入盘中点缀。

【用法】佐餐食用。

【功效】润肠通便，和胃健中。适用于肥胖症患者。

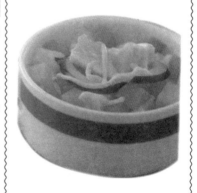

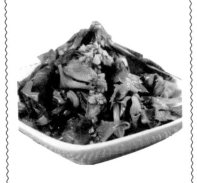

酱芹菜叶

【原料】芹菜叶 500 克，酱油、蒜末、辣椒油、食盐、醋。

【制作】芹菜叶洗净，用沸水焯一下，沥干水分装盘。将蒜末、酱油、食盐、辣椒油、醋倒入盘中，拌匀。

【用法】佐餐食用。

【功效】解毒宣肺，健胃利血。适用于肥胖症患者。

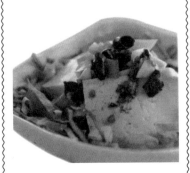

豆腐沙拉

【原料】豆腐 200 克，圆白菜丝、尖椒末、紫甘蓝丝、胡萝卜丝、蒜末少许，红干椒 2 个，食盐、醋少许。

【制作】盘子底铺上圆白菜丝、紫甘蓝丝和胡萝卜丝。豆腐切大片，摆到蔬菜丝上面。在豆腐上面撒食盐。热锅放油，把蒜末和尖椒末还有红干椒爆香。将爆香的蒜末、红干椒、尖椒末，连热油一起浇到豆腐上，再在上面加些醋。

【用法】佐餐食用。

【功效】益气宽中，生津润燥。适用于肥胖症患者。

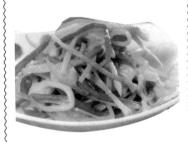

酸甜白菜

【原料】白菜 300 克，胡萝卜 30 克，红椒丝 15 克，食盐、糖、醋。

【制作】白菜洗净，沥干水分，切丝。胡萝卜洗净，切丝。将白菜丝、胡萝卜丝放入盆中，用适量食盐腌 10 分钟，再挤出水分。将白菜丝与胡萝卜丝倒入盆中，撒上红椒丝，拌入糖、醋。

【用法】佐餐食用。

【功效】清热除烦，利尿通便。适用于肥胖症患者。

黄瓜拌绿豆芽

【原料】黄瓜 100 克，绿豆芽 200 克，食盐、葱花、姜丝、醋、香油。

【制作】绿豆芽去根，洗净，在沸水锅中焯熟，捞出沥干水分。黄瓜洗净，切细丝。将绿豆芽、黄瓜丝盛入盆中，撒上食盐、葱花、姜丝拌匀，再浇上醋，淋适量香油，拌匀。

【用法】佐餐食用。

【功效】清热利水，健脑安神。适用于小便短赤、水肿尿少、肥胖症患者。

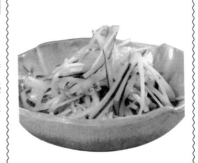

柚香烤鸡肉沙拉

【原料】去皮鸡胸肉 100 克，生菜 75 克，竹笋 25 克，柚子茶原蜜 1 小匙，胡萝卜 25 克，胡椒粉、食盐适量。

【制作】将去皮鸡胸肉放入烤箱中中火烘烤 10 分钟，取出后切成小块备用。竹笋切片、胡萝卜切片、生菜撕片后放入锅中略烫后捞出备用。将鸡胸肉和蔬菜拌入食盐、胡椒粉、柚子茶原蜜，搅拌均匀后食用。

【用法】佐餐食用。

【功效】消食除痰，降脂通便。适用于肥胖症患者。

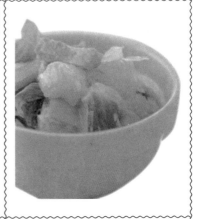

果味卷心菜

【原料】卷心菜 300 克，黄瓜 1 条，胡萝卜 1 根，橙子 2 个。食盐、糖、香油。

【制作】卷心菜叶去掉硬梗，洗净，切成细丝。黄瓜洗干净，切成细丝。胡萝卜洗净去皮，切成细丝。将三种原料的丝一起放入小盆中，加入食盐拌腌至软。鲜橙子榨汁待用。将腌制好的三丝挤去部分水分，加入鲜橙汁、糖拌匀，装盘，淋上香油。

【用法】佐餐食用。

【功效】补益肝肾，健胃通络，降低尿酸。适用于高脂血症、肥胖症等患者。

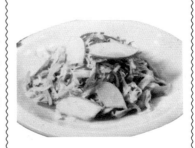

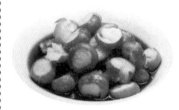

糖醋杨花萝卜

【原料】杨花萝卜 400 克。白糖、醋、食盐、香油。

【制作】杨花萝卜洗净，削去根蒂，用刀将其拍一下，放入大碗中，加入食盐腌渍约 20 分钟，挤去水分，待用。净锅上火倒入适量清水，放入糖烧开，稍煮后倒入碗内，至冷却后，放入醋调匀，再将杨花萝卜放入浸泡约 1 小时。食用时将杨花萝卜取出装盘，淋入香油。

【用法】佐餐食用。

【功效】健脾养胃，顺气化痰，降脂，降压，消积水。适用于胃热、高脂血症、高血压、肥胖症等患者。

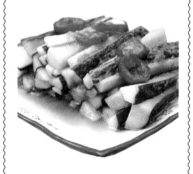

山楂汁拌黄瓜

【原料】嫩黄瓜 600 克，山楂 30 克，糖 30 克。

【制作】先将黄瓜去皮、心及两头，洗净切成条状。将山楂洗净，入锅中加水 200 毫升，煮约 15 分钟，取汁液 120 毫升。将黄瓜条放入锅中加水煮熟，捞出。在山楂汁中放入糖，在文火上慢熬，待糖溶化，再放入已控干水的黄瓜条拌匀。

【用法】佐餐食用。

【功效】清热解毒，降脂减肥。适用于高脂血症合并肥胖症患者。

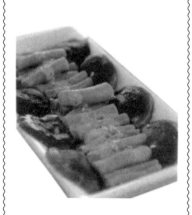

凉拌翠绿鲜菇

【原料】四季豆 75 克，香菇 75 克，柠檬汁 15 毫升，芝麻酱 30 毫升，食盐，辣椒粉。

【制作】将四季豆洗净并控干水分，去除丝络后切断，放入开水中氽烫。将香菇放入开水中烫熟后捞出。将芝麻酱、柠檬汁、食盐、辣椒粉搅拌均匀后，浇在香菇、四季豆上，搅拌均匀。

【用法】佐餐食用。

【功效】促进新陈代谢，提高免疫力。适用于肥胖症患者。

凉拌莴笋丝

【原料】莴笋 500 克，姜汁 1 小匙，蒜汁 1 小匙，红尖椒 1 个，醋 1 小匙，麻油 1 小匙，糖、食盐。

【制作】莴笋削皮洗净，切为细丝，加入食盐腌拌入味，沥水。红尖椒切段备用。将姜汁、蒜汁、食盐、糖、醋拌匀，淋上麻油，加入红尖椒段。

【用法】佐餐食用。

【功效】消积下气，宽肠通便。适用于肥胖症患者。

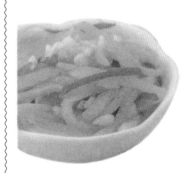

糖醋黄瓜卷

【原料】黄瓜 250 克。糖、香油、醋。

【制作】将黄瓜洗净，切成小段后挖去中间的瓤，使其呈圆的形态，将糖醋调好，把黄瓜卷放入浸泡大约半小时，淋上香油。

【用法】佐餐食用。

【功效】清热解毒，利尿减肥。适用于高脂血症患者，也适用于高脂血症合并肥胖症、高血压病、冠心病、癌症患者。

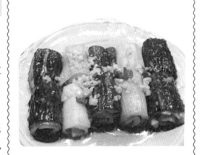

芹菜三丝

【原料】芹菜 250 克，卷心菜 150 克，土豆 200 克，干辣椒、花椒、食盐、酱油、醋、糖、味精、香油。

【制作】芹菜去叶、根，洗净后顺长剖两下，切成 2.5 厘米长的段。干辣椒去籽切节。土豆去皮，切成丝，用清水冲漂后用开水焯一下，晾凉备用。卷心菜洗净，切丝沥干，与芹菜一同用沸水焯熟。锅加油烧至五成热，下辣椒、花椒炒出香味，倒入装有原料的容器中，加食盐、酱油、醋、糖拌匀，淋入香油拌匀，盛入盘中。

【用法】佐餐食用。

【功效】除烦消肿，降脂通便。适用于肥胖症患者。

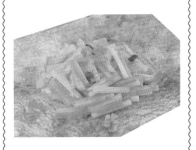

第六节　瘦身药茶

苦丁茶

【原料】苦丁茶 6 克，枸杞 5 克，甘草 5 克，蜂蜜少许。

【制作】将苦丁茶、枸杞、甘草研成粗末。用开水闷泡 5 分钟，温热时放入少许蜂蜜，饮用。

【用法】每天 1 剂，不拘时代茶饮。

【功效】滋补肝肾，降脂通便。适用于高血压、脂肪肝、肥胖症患者。

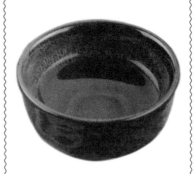

双花山楂茶

【原料】山楂 6 克，菊花 6 克，金银花 6 克，蜂蜜少许。

【制作】将山楂、菊花、金银花洗净放入锅中同煎。用茶漏滤取药汁液，温热时放入少许蜂蜜，饮用。

【用法】每天 1 剂，不拘时代茶饮。

【功效】清热解毒，降脂通便。适用于冠心病、高脂血症、肥胖症患者。

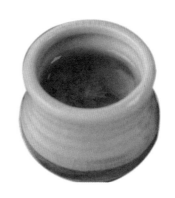

菊花普洱茶

【原料】菊花 5~6 朵，普洱茶叶适量。

【制作】将茶叶放入水中，第一泡以热水冲 3~5 分钟后倒掉。再将花放入，加水煮 5~10 分钟。

【用法】佐餐食用。

【功效】消脂通便，促进消化。适用于肥胖症、便秘患者。

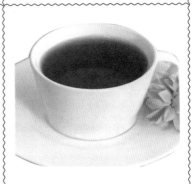

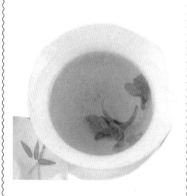

普洱蜜茶

【原料】普洱茶 3 克，蜂蜜。

【制作】将普洱茶放入杯中，注入沸水。根据个人口味加入蜂蜜。

【用法】经常饮用。

【功效】舒张血管，加速血液循环。适用于高脂血症、肥胖症患者。

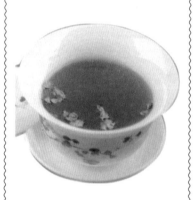

苓桂浮萍茶

【原料】茯苓 15 克，泽泻 15 克，桂枝 6 克，制半夏 10 克，浮萍 15 克，生甘草 6 克，杏仁 10 克，蜂蜜少许。

【制作】将以上药物研成粗末。置保温瓶中，以沸水冲泡，盖闷 15 分钟。

【用法】每天 1 剂，代茶饮用。

【功效】健脾和胃，利水消肿。适用于肥胖症患者。

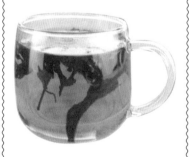

杜仲茶

【原料】杜仲叶适量。

【制作】杜仲叶水煎。

【用法】饭后或口渴时，代茶饮。

【功效】降脂，降压，减肥，抗衰老，利尿，通便。适用于便秘、肥胖症患者。

地黄山楂茶

【原料】生地黄 10 克，积雪草 13 克，山楂 13 克，蜂蜜少许。

【制作】将上药共切碎捣研成粗末状，混匀，一同放入锅中加清水煎取药汁。用茶漏滤取药汁液，温热时放入少许蜂蜜，饮用。

【用法】每天 1 剂，不拘时代茶饮。

【功效】健胃消食，化滞消积。适用于水肿、肥胖症患者。

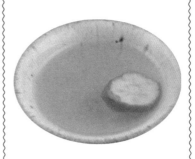

蜂蜜芦荟茶

【原料】新鲜芦荟 2 叶，蜂蜜适量。

【制作】将芦荟叶洗干净，去掉外皮，把透明肉切成丁。水沸后，调至中火，放入芦荟肉煮 10 分钟。见叶肉呈熟软半融解状态、汁液释出时，熄火。倒入杯中加蜂蜜调味。

【用法】每天早晚各服用 1 次。

【功效】润肠通便，润肤美白。适用于面色暗沉、肥胖症、便秘患者。

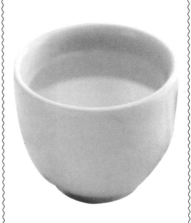

防风银花茶

【原料】金银花 14 克，玫瑰花 10 克，防风 7 克，甘草 8 克，川七 14 克。

【制作】将金银花、防风、川七、玫瑰花、甘草洗净放入锅中同煎。用茶漏滤取药汁液，饮用。

【用法】每天 1 剂，不拘时代茶饮。

【功效】消肿排毒，消暑除烦。适用于习惯性便秘、肥胖症患者。

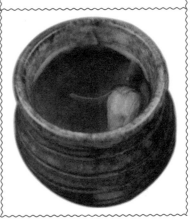

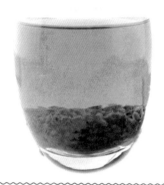

决明减肥茶

【原料】炒决明子 30 克。

【制作】将炒决明子放入有盖杯中，用沸水冲泡，加盖闷 15 分钟即可饮服，一般可冲泡 3~5 次。

【用法】代茶饮用。

【功效】清肝减肥，明目润肠。适用于肥胖症、便秘患者。

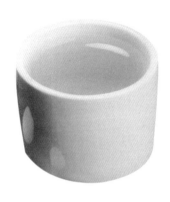

草本通便茶

【原料】玫瑰花、决明子、山楂、陈皮、甘草、薄荷叶，糖少量。

【制作】将玫瑰花、决明子、山楂、陈皮、甘草、薄荷叶分别洗净。放入水中煮，先用大火煮开，再转小火煮约 10 分钟，滤去药渣。加适量糖饮用。

【用法】每天早晚各服用 1 次。

【功效】润肠通便，预防便秘。适用于高血压病、肥胖症、便秘患者。

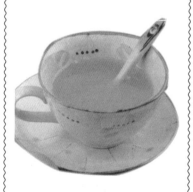

美肤蔬果茶

【原料】芹菜、柚子、菜花、葡萄、橘子、番茄、蜂蜜、牛奶少许。

【制作】将芹菜、菜花、番茄、柚子、橘子同榨汁，葡萄单独榨汁备用。将葡萄汁与蔬果汁混合在一起，搅拌均匀。将蜂蜜和牛奶加温水调匀。

【用法】每天 1 剂，不拘时代茶饮。

【功效】清热除烦，健脾消食。适用于肥胖症患者。

慈禧珍珠茶

【原料】珍珠 5 克，茶 5 克，枸杞 5 克。

【制作】将珍珠研细粉。加入枸杞，沸水冲泡茶叶，以茶汁送服珍珠粉。

【用法】佐餐食用。

【功效】解毒生肌，止渴生津。适用于肥胖症患者。

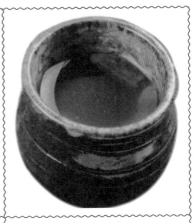

洛神花茶

【原料】洛神花 5 克，冰糖（蜂蜜）适量。

【制作】取洛神花用清水稍微冲洗一下，放入壶中，用温开水冲泡第 1 泡，倒出后加入开水冲泡第 2 泡。加入适量的冰糖或蜂蜜，拌匀，代茶饮。

【用法】每天早晚各服用 1 次。

【功效】润肠通便，减肥。适用于肥胖症、便秘患者。

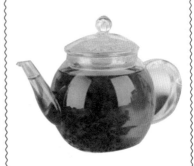

当归山楂茶

【原料】当归 10 克，白蒺藜 7 克，白鲜皮 7 克，山楂 10 克，蜂蜜少许。

【制作】将当归、山楂、白鲜皮、白蒺藜洗净放入锅中司煎。用茶漏滤取药汁液，温热时放入少许蜂蜜，饮用。

【用法】每天 1 剂，不拘时代茶饮。

【功效】开胃消食，化滞消积。适用于动脉硬化、肥胖症患者。

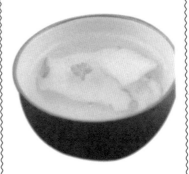

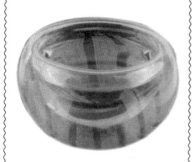

乌龙茶

【原料】乌龙茶

【制作】将乌龙茶末放入杯中，沸水冲泡。

【用法】经常饮用。

【功效】提神醒脑，消炎杀菌。适用于肥胖症患者。

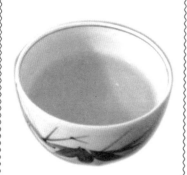

首乌槐角茶

【原料】制何首乌6克，槐角30克，乌龙茶3克。

【制作】将制何首乌、槐角入砂锅，加水适量，煎煮30分钟，去渣取汁，用药汁冲泡乌龙茶，加盖闷15分钟。

【用法】代茶频饮，每日1剂。

【功效】滋补肝肾，降压降脂，减肥乌发。适用于肝肾阴虚型高血压、高脂血症、动脉粥样硬化、肥胖症患者。

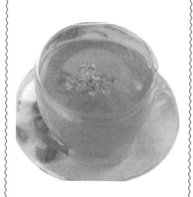

桂花茶

【原料】茶叶5克，干桂花3克，枸杞5克，蜂蜜少许。

【制作】将干桂花、枸杞、茶叶混合。用沸水加盖冲泡5分钟，温热时放入少许蜂蜜，饮用。

【用法】每天1剂，不拘时代茶饮。

【功效】清热解毒，润脾醒胃。适用于皮肤干燥、声音沙哑、肥胖症患者。

瓜片乌龙茶

【原料】瓜片5克，乌龙茶5克，荷叶5克，紫苏叶5克，山楂5克，蜂蜜少许。

【制作】将瓜片、乌龙茶、荷叶、紫苏叶、山楂放入杯中，用开水闷泡5分钟。用茶漏滤取药汁液，温热时放入少许蜂蜜。

【用法】每天1剂，不拘时代茶饮。

【功效】解表散寒，行气和胃。适用于风寒感冒、咳嗽、肥胖症患者。

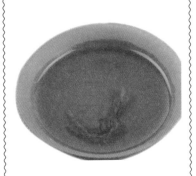

番茄玫瑰饮

【原料】番茄1个，柠檬汁少许，黄瓜1根，玫瑰花5克，蜂蜜少许。

【制作】番茄去皮、籽，黄瓜洗净。鲜玫瑰花一起碾碎后过滤，加入柠檬汁、蜂蜜，用开水冲服。

【用法】每天1剂，不拘时代茶饮。

【功效】健胃消食，美白瘦身。适用于肥胖症患者。

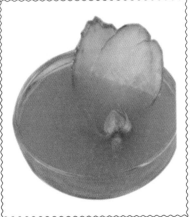

山楂二花茶

【原料】生山楂30克，银花20克，白菊花15克，茉莉花茶10克。

【制作】将上述4味放入茶杯中，用沸水冲泡后，加盖闷15~30分钟。

【用法】代茶频饮。

【功效】健脾、降脂、清热、降压。适用于高血压、高脂血症、肥胖症患者。

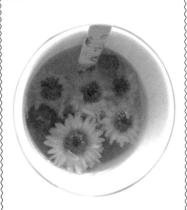

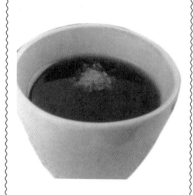

红枣菊花茶

【原料】红枣 50 克，菊花 15 克，姜 6 克，红糖少许。

【制作】将红枣、菊花一同放入锅内加清水，煎取药汁。温热时放入少许红糖，饮用。

【用法】每天 1 剂，不拘时代茶饮。

【功效】养颜补血，健脾清肠。适用于咳嗽、头痛、肥胖症患者。

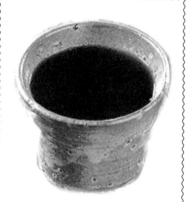

陈皮山楂乌龙茶

【原料】陈皮 10 克，山楂 10 克，乌龙茶 5 克。

【制作】将陈皮、山楂放入砂锅，加水适量，煎煮 30 分钟，去渣取汁，冲泡乌龙茶，加盖闷 10 分钟。

【用法】频频饮用，每日 1 剂。

【功效】化痰降脂，降压减肥。适用于痰湿内蕴型高血压患者，对高血压合并高脂血症、肥胖病患者尤为适宜。

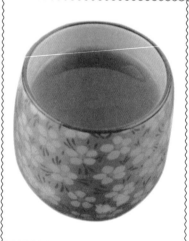

玉竹洋参茶

【原料】玉竹 15 克，白芷 10 克，西洋参 10 克，郁金 10 克，蜂蜜少许。

【制作】将玉竹、西洋参、郁金、白芷洗净放入锅中同煎。用茶漏滤取药汁液，温热时放入少许蜂蜜，饮用。

【用法】每天 1 剂，不拘时代茶饮。

【功效】补气养阴，养胃生津。适用于肥胖症患者。

将军肚减肥茶

【原料】焦山楂 15 克，甘草 3 克，黄芪 15 克，荷叶 3 克，大黄 5 克，蜂蜜少许，姜 3 片。

【制作】将焦山楂、黄芪、大黄、姜、甘草、荷叶放入锅中同煎。用茶漏滤取药汁液，温热时放入少许蜂蜜，饮用。

【用法】每天 1 剂，不拘时代茶饮。

【功效】健脾开胃，消食化滞。适用于肥胖症患者。

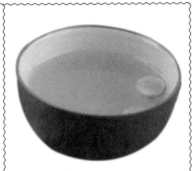

降压减肥茶

【原料】绿茶 15 克，山楂 50 克，陈皮 20 克，茯苓 30 克，泽泻 30 克，小蓟 50 克，车前子 30 克，莱菔子 30 克，决明子 30 克，藿香 30 克，苍术 30 克，荷叶 50 克，六神曲 100 克。

【制作】将以上十二味共研粗末，加入六神曲 100 克作为黏合剂，研成粉状，加入药粉中，搅拌成颗粒状，用手捏成团，以触之能散为度，用 2.5 厘米×2.5 厘米的塑料盒制成小方块，低温干燥，使含水量减至 3% 以下。

【用法】每次取 1 块放入茶杯中，用沸水冲泡，代茶频频饮用，每日 1 块。

【功效】降压降脂，化痰利尿。适用于痰湿内蕴型高血压、高脂血症、肥胖症患者。

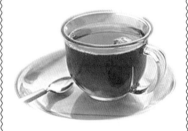

三香大枣茶

【原料】姜 50 克，茴香 20 克，大枣 25 克，食盐 30 克，沉香 5 克，甘草 150 克，丁香 5 克。

【制作】将姜、大枣、沉香、丁香、茴香、食盐、甘草共捣成粗末，放入锅中煮。用茶漏滤取药汁液，饮用。

【用法】每天 1 剂，不拘时代茶饮。

【功效】降气通肠，温中健脾。适用于肥胖症患者。

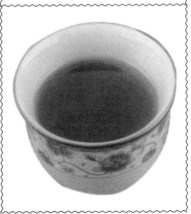

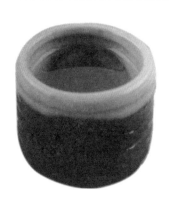

薏仁茶

【原料】薏仁5克，绿茶5克，枸杞5克，蜂蜜少许。

【制作】将薏仁、绿茶、枸杞放入锅中同煎。用茶漏滤取药汁液，温热时放入少许蜂蜜，饮用。

【用法】每天1剂，不拘时代茶饮。

【功效】健脾益胃，利尿除湿。适用于高脂血症、肥胖症患者。

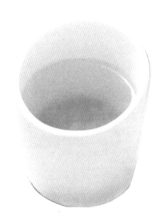

糙米茶

【原料】糙米30克，清水250克。

【制作】糙米洗净晾干后，入无油锅中翻炒至黄褐色。另取煮锅，倒入水，加入炒好的糙米，盖上盖，煮开关火。5分钟后，将糙米过滤留水做茶喝。喝完第一道茶后，可将糙米再次煮开后饮用。

【用法】每天早晚各服用1次。

【功效】降低血压，稳定血糖。适用于便秘、肥胖、高血压患者。

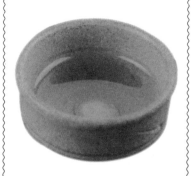

百合莲藕茶

【原料】百合20克，玉竹15克，干莲藕10克，西洋参10克，蜂蜜少许。

【制作】将百合、干莲藕、西洋参、玉竹洗净放入锅中同煎。用茶漏滤取药汁液，温热时放入少许蜂蜜，饮用。

【用法】每天1剂，不拘时代茶饮。

【功效】养阴润肺，延缓衰老。适用于水肿、肥胖症患者。

山楂荷叶茶

【原料】山楂 15 克，绿茶 15 克，荷叶 12 克，蜂蜜少许。

【制作】将山楂、绿茶、荷叶放入锅中同煎。用茶漏滤取药汁液，温热时放入少许蜂蜜，饮用。

【用法】每天 1 剂，不拘时代茶饮。

【功效】开胃消食，化滞消积。适用于动脉硬化、肥胖症患者。

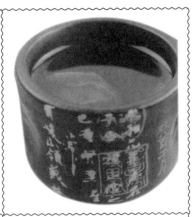

苦瓜茶

【原料】新鲜苦瓜 1 个，茶叶 50 克。

【制作】将鲜苦瓜在上 1/3 处截断，去瓤，纳入茶叶后用竹签插合，并以细线扎紧，挂通风处阴干。待苦瓜干后，在其外部用洁净纱布以温开水擦净，连同茶叶切碎，混合均匀。每次取 10 克放入有盖杯中，用沸水冲泡，加盖闷 30 分钟后饮用。

【用法】代茶，频频饮服，可连续换冲开水 3 ~ 5 次。

【功效】清热利尿，明目减肥，降脂降糖。适用于各种类型糖尿病，特别是对糖尿病并发肥胖症、视网膜病变、皮肤病者适用。

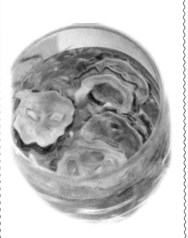

竹叶薄荷茶

【原料】竹叶 5 克，薄荷 3 克，绿茶 3 克，蜂蜜少许。

【制作】将竹叶、薄荷、绿茶洗净放入锅中同煎。用茶漏滤取药汁液，温热时放入少许蜂蜜，饮用。

【用法】每天 1 剂，不拘时代茶饮。

【功效】解毒消食，通便止痢。适用于肥胖症患者。

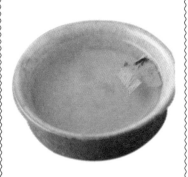

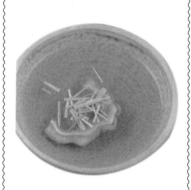

柠檬草苦瓜茶

【原料】苦瓜 30 克，荷叶 6 克，柠檬草 6 克，蜂蜜少许。

【制作】将苦瓜用热水煮沸。再加入荷叶、柠檬草冲泡 10 分钟，温热时放入少许蜂蜜，饮用。

【用法】每天 1 剂，不拘时代茶饮。

【功效】健脾健胃，祛除胀气。适用于急性肠炎、慢性腹泻、肥胖症患者。

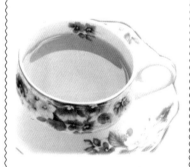

山楂葛根槐花茶

【原料】槐花 10 克，山楂 30 克，葛根 30 克，绿茶 3 克。

【制作】将以上 4 味中药加水适量，水煎沸 20 分钟后，放温。

【用法】代茶饮用。

【功效】凉血降压，清热生津，降脂降糖。适用于糖尿病合并高血压病、高脂血症以及肥胖症患者。

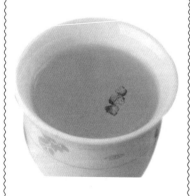

绿茶丹参茶

【原料】绿茶 5 克，丹参 10 克，何首乌 10 克，泽泻 5 克，蜂蜜少许。

【制作】将何首乌、泽泻、丹参研成粗末。用沸水冲泡，盖闷 20 分钟，加入绿茶，轻摇，再盖闷 5 分钟。

【用法】每天 1 剂，不拘时代茶饮。

【功效】止渴生津，解毒消食。适用于高血压、高脂血症、肥胖症患者。

三花减肥茶

【原料】玫瑰花 2 克，荷叶 7 克，茉莉花 2 克，玳瑁花 2 克，川芎 6 克，蜂蜜少许。

【制作】将玫瑰花、茉莉花、玳瑁花、川芎、荷叶研成粗末。置入热水瓶中，用沸水冲泡，加盖闷 10 分钟。

【用法】每天 1 剂，不拘时代茶饮。

【功效】理气解郁，消暑利湿。适用于失眠、高血脂、肥胖症患者。

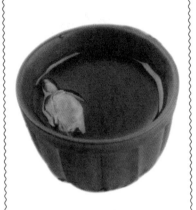

桑白皮茶

【原料】桑白皮 30 克。

【制作】把桑白皮洗净切丝，晒干备用。

【用法】每日 1 剂，水煎煮沸，代茶饮用。

【功效】降血压，降血糖，利尿消肿。适用于糖尿病伴有高血压或者肥胖症患者。

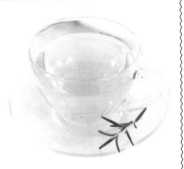

首乌丹参茶

【原料】丹参 20 克，黄精 10 克，何首乌 10 克，甘草 6 克，葛根 10 克，寄生 10 克，蜂蜜少许。

【制作】丹参、何首乌、葛根、寄生、黄精、甘草研成粗末。置于瓶中，用热水冲泡，加盖闷 20 分钟。

【用法】每天 1 剂，不拘时代茶饮。

【功效】清心除烦，降脂安神。适用于肥胖症患者。

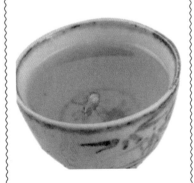

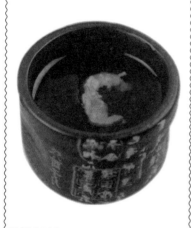

乌龙瘦身茶

【原料】乌龙茶 6 克，山楂 15 克，槐角 18 克，蜂蜜少许，何首乌 30 克，冬瓜皮 18 克。

【制作】将槐角、何首乌、冬瓜皮、山楂研成粗末，用热水冲泡，加盖闷 15 分钟。再纳入乌龙茶，继续盖闷 10 分钟。

【用法】每天 1 剂，不拘时代茶饮。

【功效】润肠通便，消脂益寿。适用于动脉硬化、高血压、肥胖症患者。

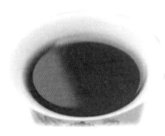

降脂茶

【原料】青柿叶 10 克，青荷叶 10 克，麦芽 10 克，山楂 10 克，乌梅 10 克。

【制作】将以上五味中药加水适量，煎煮约 30 分钟。

【用法】每日 1 剂，代茶频饮。

【功效】降血脂，降血糖，生津止渴。适用于糖尿病合并高脂血症或肥胖症患者。

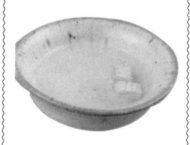

山楂益母茶

【原料】山楂 30 克，益母草 10 克，茶叶 5 克，蜂蜜少许。

【制作】将山楂、益母草、茶叶洗净放入锅中同煎。用茶漏滤取药汁液，温热时放入少许蜂蜜，即可。

【用法】每天 1 剂，不拘时代茶饮。

【功效】开胃消食，化滞消积。适用于高血压、高脂血症、肥胖症患者。

玫瑰蜂蜜茶

【原料】玫瑰花 5 朵，柠檬片 1 片，红茶 5 克，蜂蜜少许。

【制作】将水倒入锅中煮沸后放入红茶，冲泡约 5 分钟。将玫瑰花放入红茶内搅拌，温热时放入蜂蜜和柠檬片。

【用法】每天 1 剂，不拘时代茶饮。

【功效】健脾生津，提神消疲。适用于肥胖症患者。

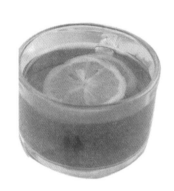

芹菜饮

【原料】鲜芹菜 500 克（洗净，捣烂）。

【制作】榨取菜汁。

【用法】每日 1 剂，分 2 次服。

【功效】清热平补，利水降压，降脂降糖。适用于肥胖型糖尿病、合并高血压患者。

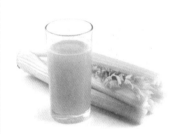

丁香沉香茶

【原料】红茶 25 克，沉香 25 克，甘草 15 克，姜 50 克，丁香 25 克，食盐 10 克。

【制作】将丁香、沉香、姜、红茶、食盐、甘草捣成粗末。用茶漏滤取药汁液，饮用。

【用法】每天 1 剂，不拘时代茶饮。

【功效】消除水肿，强壮心脏。适用于失眠、烦躁、肥胖症患者。

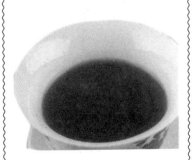

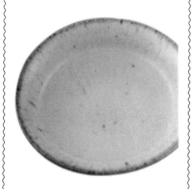

绿豆大黄饮

【原料】绿豆 6 克，大黄 5 克，甘草 5 克，蜂蜜少许。

【制作】将绿豆、大黄、甘草洗净放入锅中同煎。用茶漏滤取药汁液，温热时放入少许蜂蜜，饮用。

【用法】每天 1 剂，不拘时代茶饮。

【功效】消肿祛脂，补脾益气。适用于肥胖症患者。

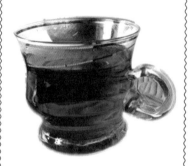

山楂根茶

【原料】山楂根 10 克，茶树根 10 克，荠菜花 10 克，玉米须 10 克。

【制作】把山楂根、茶树根制成粗末，荠菜花、玉米须切碎，水煎。

【用法】代茶饮用。

【功效】降脂化浊，利尿降糖。适用于糖尿病伴有高脂血症或者肥胖症的患者。

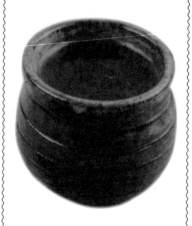

泻心茶

【原料】大黄 6 克，黄连 3 克，黄芩 6 克，蜂蜜少许。

【制作】将以上三味药置于杯中，用沸水冲泡。加盖闷几分钟，去除药渣，取汁。

【用法】每天 1 剂，分两次温服。

【功效】清热燥湿降脂，泻火通便排毒。适用于肥胖症患者。

牛蒡茶

【原料】牛蒡子8片，枸杞5克，甘草5克，蜂蜜少许。

【制作】将牛蒡子、枸杞、甘草研成粗末。用开水闷泡5分钟，温热时放入少许蜂蜜，饮用。

【用法】每天1剂，不拘时代茶饮。

【功效】解毒消肿，滋补肝肾。适用于便秘、糖尿病、肥胖症患者。

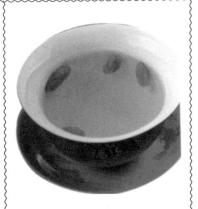

山楂菊花茶

【原料】山楂30克，菊花、茶叶、茯苓、莱菔子各15克，麦芽、陈皮、泽泻、赤小豆、夏枯草、决明子各10克。

【制作】将以上各药共同研为粗末拌匀。

【用法】每日取10克放入茶杯中，用沸水冲泡，代茶饮用。

【功效】清肝明目，降脂减肥。适用于高脂血症合并肥胖症患者。

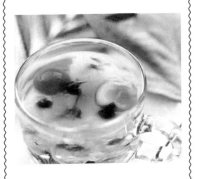

金银菊茶

【原料】金银花5克，菊花3克，绿茶3克，蜂蜜少许。

【制作】将金银花、菊花、绿茶洗净放入锅中同煎。入清水，用文火煎煮约5分钟，稍凉后饮用。

【用法】每天1剂，不拘时代茶饮。

【功效】平肝明目泻火，生津润肠通便。适用于发热头痛、肥胖症患者。

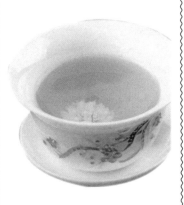

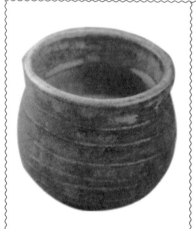

桂枝收腹茶

【原料】茯苓 10 克，桂枝 6 克，甘草 3 克，蜂蜜少许。

【制作】将茯苓、桂枝、甘草洗净放入锅中同煎。用茶漏滤取药汁液，温热时放入少许蜂蜜，饮用。

【用法】每天 1 剂，不拘时代茶饮。

【功效】健脾和胃，缩小腰围。适用于肥胖症患者。

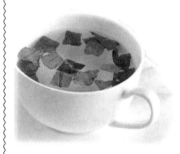

荷叶减肥茶

【原料】鲜荷叶 1 张（晒干），生山楂 10 克，生薏苡 10 克，陈皮 5 克。

【制作】将上药共研细末混匀，开水泡饮。

【用法】代茶饮用。

【功效】具有利湿除胀，减肥消积的功效。适用于单纯性肥胖、高脂血症患者。

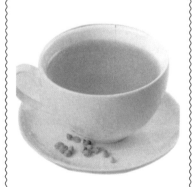

润肠茶

【原料】肉苁蓉 50 克，火麻仁 10 克，沉香 30 克，蜂蜜少许。

【制作】置保温瓶中，用沸水冲泡。加盖闷 15 分钟。

【用法】每天 1 剂，不拘时代茶饮。

【功效】润肠通便，养血润燥。适用于便秘、肥胖症患者。

减肥茶

【原料】绿茶5克，山楂5克，荷叶5克，蜂蜜少许。

【制作】将绿茶、山楂、荷叶洗净放入锅中同煎。用茶漏滤取药汁液，温热时放入少许蜂蜜，饮用。

【用法】每天1剂，不拘时代茶饮。

【功效】生津通便，降脂解腻。适用于动脉硬化、肥胖症患者。

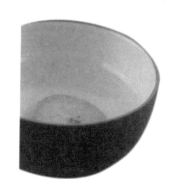

槐叶减肥茶

【原料】嫩槐叶2.5千克。

【制作】取嫩槐叶，蒸熟后曝干，捣碎为末作茶。

【用法】代茶饮用。随时饮用。

【功效】祛风润肠，减肥降脂。适用于胃热湿阻证肥胖症、高血压患者。

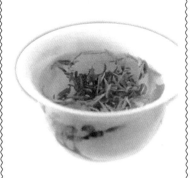

消食茶

【原料】山楂20克，莱菔子6克，陈皮10克，茯苓10克，连翘10克，蜂蜜少许。

【制作】先将山楂置锅内用小火炒至外面呈淡黄色，取出放凉备用。陈皮切丝，茯苓、连翘、莱菔子研为细末，装入布袋中。共放入茶杯中，沸水冲泡代茶饮。

【用法】每天1剂，连续5~7天。

【功效】理气和胃，消食化积。适用于慢性肠炎、消化不良、肥胖症患者。

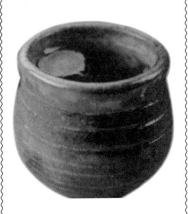